Anleitung zu medizinisch-chemischen Untersuchungen für Apotheker

von

Dr. Ph. Horkheimer
Apotheker des städtischen Krankenhauses Nürnberg

Mit 16 Abbildungen im Text
und auf 7 Tafeln

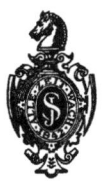

Berlin
Verlag von Julius Springer
1930

ISBN-13:978-3-642-89882-2   e-ISBN-13:978-3-642-91739-4
DOI: 10.1007/ 978-3-642-91739-4

Alle Rechte, insbesondere das der Übersetzung
in fremde Sprachen, vorbehalten.
Copyright 1930 by Julius Springer in Berlin
Softcover reprint of the hardcover 1st edition 1930

Vorwort.

Das vorliegende Büchlein behandelt die wichtigsten klinischchemischen Untersuchungen, deren Ausführung heute von dem Apotheker verlangt wird. Für die einzelnen Untersuchungen wurden möglichst wenige, ausgewählte Vorschriften angegeben. Nachdem ich des öftern klinisch-chemische Fragen kritisch bearbeitet habe, wurden die dabei gemachten Erfahrungen berücksichtigt. Leicht und rasch ausführbare Vorschriften wurden stets dann bevorzugt, wenn sie einwandfreie Resultate ergeben. Abgesehen von den Bestimmungen, welche die Untersuchung des Blutes behandeln, sind fast alle angegebenen Methoden mit den in Apotheken gewöhnlich vorhandenen Reagentien und Apparaturen ausführbar.

Auf Grund eingehender Arbeiten mußte ich von der Verwendung der Nitroprussidproben zur Bestimmung des Acetons absehen; nur die Langesche Ringprobe habe ich — allerdings als Reagens auf Acetessigsäure — beibehalten.

Denjenigen Fachgenossen, die sich noch wenig mit klinischchemischen Untersuchungen beschäftigt haben, soll dieses Büchlein eine rasche Einarbeitung ermöglichen. Für die Untersuchung des Blutes und der Harnsedimente ist jedoch die Beteiligung an praktischen Übungen unerläßlich.

Einige Abbildungen wurden dem Werke von Kratschmer und Senft „Untersuchung der Harnsedimente" (Verlag von Josef Safar, Wien) entnommen; zum Teil wurden die Bilder von Herrn Kunstmaler Sündermann, Nürnberg, gezeichnet.

Herrn Apothekendirektor Dr. Ph. Fischer bin ich für wertvolle Anregungen bei der Abfassung dieses Buches zu besonderem Dank verpflichtet. Ferner danke ich Herrn Apotheker Paul Schugt, Husum, für die Überlassung einiger interessanter Mikroaufnahmen von Harnsedimenten.

Nürnberg, im Mai 1930.

Dr. **Ph. Horkheimer.**

Inhaltsverzeichnis.
Die Untersuchung des Harns.

Seite

Allgemeines 1
Entnahme des Harns S. 1. Farbe S. 1. Durchsichtigkeit S. 2. Spezifisches Gewicht S. 3. Reaktion S. 4. Drehungsvermögen S. 5. Enteiweißen des Harns S. 5.
Die chemische Untersuchung des Harns 6
Die Eiweißstoffe 6
Albuminurie S. 6. Serumalbumin und Serumglobulin S. 7. Albumosen S. 11. Essigeiweiß S. 12. Blut S. 13.
Die Kohlehydrate 14
Über Hyperglykämie und Glykosurie S. 14. Traubenzucker S. 15. Pentose S. 21.
Die Acetonkörper 21
Allgemeines S. 21. Acetonnachweis S. 23. Acetessigsäure S. 24. Oxybuttersäure S. 26.
Gallenfarbstoff-Bilirubin 28
Urobilin und Urobilinogen 29
Indican 30
Ammoniak 31
Harnstoff 33
Harnsäure 34
Gesamtstickstoff 36
Chloride 39
Untersuchung der Harnsedimente 41
Allgemeines 41
Organisierte Sedimente: Rote Blutkörperchen S. 42. Weiße Blutkörperchen S. 43. Epithelien S. 45. Eiweißkörnchen S. 47. Harncylinder S. 47. Falsche Cylinder S. 50. Spermatozoiden S. 50. Mikroorganismen S. 51.
Nichtorganisierte Sedimente: Harnsäure S. 52. Oxalsaurer Kalk S. 53. Phosphorsaure Salze S. 53. Cystin S. 54.
Aufträge zu chemischen Untersuchungen und deren Erledigung 55
Beispiel für ein Analysenformular 56

Die Untersuchung des Blutes.
Blutzuckerbestimmung nach Hagedorn-Jensen S. 57. Harnsäurebestimmung S. 61. Calcium S. 63. Kochsalz S. 64. Reststickstoff S. 65. Harnstoff S. 66. Cholesterin S. 68. Bilirubin S. 69.

Die Untersuchung des Mageninhaltes.
Reaktion und Nachweis der freien Salzsäure S. 70. Gesamtacidität S. 72. Bestimmung der freien und gebundenen Salzsäure und der Gesamtacidität nach Michaelis S. 72. Salzsäuredefizit S. 72. Milchsäure S. 73. Blut S. 73.

Die Untersuchung der Darmentleerungen.
Stärke S. 73. Gallenfarbstoffe und Gallenfarbstoffderivate S. 74. Blut S. 73.

Literatur zur Fortbildung 77
Namenverzeichnis 79
Sachverzeichnis 79
Anhang: Tafeln I—VII.

Die Untersuchung des Harns.
Allgemeines.
Entnahme des Harns.

Die 24stündige Harnmenge, die in einem sauberen Gefäß gesammelt werden soll, eignet sich meist am besten zur Analyse. Wird zur Untersuchung des Harnsedimentes nur eine Probe des Sammelharns abgeliefert, so erkundigt man sich, ob vor Entnahme der Probe eine gute Durchmischung der gesamten Harnmenge vorgenommen wurde. Bei Nierenkrankheiten ist oft die getrennte Untersuchung des Morgen- und Abendharns zweckmäßig. Wird eine orthostatische Albuminurie vermutet, so ist der im Liegen entleerte Morgenharn und der nach dem Aufstehen ausgeschiedene Harn zu untersuchen. Zur Erkennung von Phosphaturie sowie echter Bakteriurie eignet sich nur frisch entleerter Harn.

Eine rasche Zersetzung des Harns läßt sich durch Zusatz von einem bohnengroßen Krystall Thymol (nie in Pulverform!) vermeiden; andere konservierende Substanzen eignen sich nicht in jedem Falle. Zur Ausführung der Gärprobe auf Traubenzucker kommt konservierter Harn überhaupt nicht in Frage.

Farbe.

Normaler Harn ist blaßgelb bis rotbraun; je konzentrierter der Harn, desto dunkler ist meist die Farbe.

Abnorme pathologische Färbungen:

Gelbgrün bis bierbraun durch Gallenfarbstoffe.

Hellrot (Fleischwasserfarbe) bis braunschwarz durch Blutfarbstoff.

Bei längerem Stehen an der Berührungsfläche mit der Luft entstehende und weiter fortschreitende braunschwarze Färbung bei Alkaptonurie. Alkalisch entleerter Alkaptonharn zeigt sofort diese Farbe. Ähnlich verhält sich melaninhaltiger Harn.

Ziegelrot bei Fieber.

Schmutziggrün oder blau bei Indicanurie.

2 Die Untersuchung des Harns.

Fast farblos bei nervösen Zuständen, Diabetes insipidus; oft wenig gefärbt bei Diabetes mellitus, Chlorose.

Färbungen nach Anwendung von Arzneimitteln:
Goldgelb bis rötlichgelb durch Chrysophansäure nach Gebrauch von Rheum, Senna, Frangula und Chrysarobin; auf Zusatz von Alkalien blutrot.

Safrangelb oder grün bei saurer, rot bei alkalischer Reaktion nach Gebrauch von Santonin.

Rot bei alkalischer Reaktion nach Anwendung von phenolphthaleinhaltigen Medikamenten.

Rosarot nach Pyramidongaben.

Gelbrot bis blutrot nach Antipyrin- und Antifebringebrauch.

Braungelb bis braunschwarz durch Anwendung von Salicylsäure, Carbolsäure, Kresol, Guajacol und Gerbsäure; Ausscheidung als gepaarte Schwefelsäureverbindungen.

Grünlichgelb nach Gebrauch von Filixextrakt.

Grünlichblau bis blau durch Methylenblau.

Vogelsche Skala zur Bestimmung der Harnfarbe: 1. Blaßgelb. 2. Hellgelb. 3. Gelb. 4. Rotgelb. 5. Gelbrot. 6. Rot. 7. Braunrot. 8. Rotbraun. 9. Braunschwarz. Man schätzt im Probierrohr bei durchfallendem Licht.

Entfärben dunkler Harne: Siehe polarimetrische Bestimmung des Traubenzuckers.

Durchsichtigkeit.

Frisch gelassener Harn ist klar und durchsichtig; trübe entleerter oder sich bald trübender Harn kann pathologisch sein. Auch unter normalen Verhältnissen scheidet sich beim Stehen eine zarte, weißliche Wolke (Nubekula) ab, die aus Schleimkörperchen, Epithelien und Salzen besteht.

Feststellung der Ursachen der Trübung.

a) Erwärmen einer Harnprobe im Probierrohr; tritt Klärung ein, so sind harnsaure Salze die Ursache der Trübung. Sehr konzentrierte Harne (bei Fieber!) scheiden bald ein gelb- oder ziegelrotes Sediment aus — Sedimentum lateritium —, das aus harnsauren Salzen besteht. Oft werden solche Harne nur dieses Sedimentes wegen ängstlich zur Untersuchung abgeliefert. Weiterer Nachweis mikroskopisch. Tritt beim Erwärmen nur teilweise Aufklärung ein, so sind noch andere Elemente an der Trübung beteiligt. Verstärkung der Trübung bei längerem Erhitzen kann Eiweiß oder Phosphate anzeigen.

b) Tritt beim Erwärmen keine völlige Klärung ein, so setzt man dem Harn einige Tropfen verdünnter Essigsäure zu. Wenn völlige oder teilweise Klärung stattfindet, dann sind Phosphate die Ursache der Trübung.

c) Verschwindet die Trübung erst nach Zusatz von Salzsäure, so handelt es sich um oxalsauren Kalk.

d) Ist die Trübung nach Ausführung dieser 3 Proben nicht behoben, so führt man die Eiterprobe aus: Nach dem Schütteln mit Natronlauge tritt gelatinöse Transparenz auf, weil die Eiterkörperchen aufquellen und eine zusammenhängende Masse bilden.

e) Durch Fett hervorgerufene Trübung wird durch Ausschütteln mit Alkoholäther behoben.

Führen sämtliche genannten Proben nicht zum Ziel, so liegt wahrscheinlich bakterielle Trübung vor. Eine solche verteilt sich gleichmäßig auf den Harn und läßt sich selbst durch öfteres Filtrieren nicht beseitigen.

Klären trüber Harne: Siehe unter Eiweißproben.

Spezifisches Gewicht.

Das spezifische Gewicht des Harns vom gesunden Menschen liegt bei normaler Ernährungsweise etwa zwischen 1,015—1,020. In besonderen Fällen können die Grenzen 1,005—1,035 sein, und zwar infolge übermäßiger Wasserzufuhr, starker Schweißabsonderung oder reichlicher Ausscheidung fester Stoffe. Das spezifische Gewicht des normalen Harns ist meist umgekehrt proportional zur Menge des Harns. Auch für pathologischen Harn gilt oft diese Regel. Zum Beispiel findet man ein hohes spezifisches Gewicht bei gleichzeitig spärlicher Harnmenge bei verschiedenen Nierenerkrankungen; ein sehr niedriges spezifisches Gewicht bei zugleich großen Harnmengen wird bei Diabetes insipidus und bei der Schrumpfniere beobachtet. Eine wichtige Ausnahme von dieser Regel zeigt sich beim Diabetes mellitus; hier werden große Harnmengen mit hohem spezifischen Gewicht ausgeschieden. Verminderte Harnabsonderung wird Oligurie, vermehrte wird Polyurie genannt.

Mit Hilfe von 2 Urometern (Spindelaräometern) mit Teilungen von 1000—1025 sowie von 1025—1050 läßt sich das spezifische

4 Die Untersuchung des Harns.

Gewicht bei 15° rasch bestimmen. Bei anderer Temperatur als 15° ist für je 3° Unterschied 0,001 zuzuzählen (wenn höher) oder abzuziehen (wenn niedriger).

Diese einfache, ziemlich genaue Bestimmung des spezifischen Gewichts genügt für klinische Zwecke. In besonderen Fällen, wo eine exakte Bestimmung verlangt wird, ist die Verwendung des Pyknometers vorzuziehen.

Aus dem spezifischen Gewicht des Harns läßt sich die **Gesamtmenge der festen Harnbestandteile** berechnen. Werden die beiden letzten Zahlen des spezifischen Gewichts mit dem **Haeser**schen Koeffizienten 2,237 multipliziert, so erhält man in Grammen die in 1000 ccm enthaltenen festen Substanzen. Ein Harn vom spezifischen Gewicht 1016 enthält 16 mal 2,237 = 35,79 g feste Bestandteile im Liter.

Reaktion.

Normaler Harn reagiert meist sauer, seltener amphoter oder alkalisch. Die Acidität wird durch sauer reagierende Salze (vor allem Mononatriumphosphat) verursacht, nebenbei sind alkalisch reagierende Phosphate in geringer Menge vorhanden. Ist deren Menge vermehrt, so tritt amphotere oder alkalische Reaktion auf. Letzteres ist der Fall bei pflanzlicher Kost, während der Harn nach Fleisch oder gemischter Kost saure Reaktion aufweist.

Bei Aufbewahrung in unreinen Gefäßen tritt nach einiger Zeit **ammoniakalische Gärung** auf, d. h. durch Mikroorganismen wird vorhandener Harnstoff in kohlensaures Ammon verwandelt. Derselbe Vorgang findet bei Blasenkatarrh bereits in der Harnblase statt, so daß trüber, ammoniakalischer Harn entleert wird.

Die Reaktion wird mit Lackmuspapier bestimmt. Normaler alkalischer Harn verursacht bleibende Bläuung, wogegen bei pathologisch-alkalischem Harn die blaue Farbe nach dem Trocknen (flüchtiges Ammoncarbonat) wieder verschwindet.

Was den Grad der Acidität angeht, so kann ein Harn bei der Prüfung gegen Lackmus stark saure Reaktion zeigen, andererseits kann derselbe Harn eine sehr niedrige Titrationsacidität ergeben. Zwischen Titrationsacidität und aktueller Acidität (bedingt durch dissoziierte H-Ionen) hat man scharf zu unterscheiden. Allein die direkte Bestimmung der Wasserstoffionenkonzentration gibt Aufschluß, wieviel aktuelle, „wahre" Acidität vorhanden ist.

Denn bei der Titration wird die Summe der aktuellen und potentiellen Säure ermittelt.

Für die Praxis genügt die Feststellung, ob die Acidität eines Harns innerhalb normaler Grenzen liegt.

Auf Zusatz von alkoholischer Cochenilletinktur färben sich normale Harne violettrot, stark saure dagegen gelbrot.

Bestimmung der Gesamtacidität nach Folin.

25 ccm Urin werden in einem Erlenmeyerkolben mit 2 Tropfen 0,5%iger Phenolphthaleinlösung und 15—20 g Kaliumoxalat versetzt; Kalk- und Ammonsalze werden dadurch ausgefällt. Es wird eine Minute lang geschüttelt und sofort mit $^1/_{10}$-Normalnatronlauge bis zur schwachen Rosafärbung titriert. Die verbrauchten Kubikzentimeter Lauge mit 4 multipliziert ergeben die Acidität, bezogen auf 100 ccm Harn.

Drehungsvermögen.

Der normale Harn dreht die Ebene des polarisierten Lichtes schwach nach links, und zwar höchstens 0,05%. Diese Linksdrehung wird durch gepaarte Glucuronsäuren hervorgerufen. In pathologischen Fällen kann eine deutlichere Linksdrehung zu beobachten sein bei Anwesenheit von β-Oxybuttersäure, Lävulose, Eiweiß und einigen Arzneimitteln.

Rechtsdrehung findet man in Harnen, die Traubenzucker, Milchzucker, Maltose usw. enthalten; bei gleichzeitiger Anwesenheit von linksdrehenden Substanzen kann aber die Rechtsdrehung ganz oder teilweise aufgehoben werden. In der Praxis kommen öfters folgende Fälle vor:

1. Zuckerharne enthalten bisweilen Eiweiß; die polarimetrische Zuckerbestimmung kann erst nach der Enteiweißung des Harns ausgeführt werden.

2. In Harnen, die β-Oxybuttersäure enthalten, wird meist auch Traubenzucker vorhanden sein; die polarimetrische Bestimmung der linksdrehenden β-Oxybuttersäure kann erst nach dem Vergären vorgenommen werden.

Das Enteiweißen des Harns.

Vor Ausführung der Reaktionen auf Traubenzucker und in anderen Fällen ist es notwendig, vorhandenes Eiweiß zu entfernen.

Etwa 50 g schwach saurer Harn (nötigenfalls durch Zusatz von möglichst wenig verdünnter Essigsäure angesäuert) werden zum Kochen gebracht und ein Tropfen Essigsäure hinzugefügt; scheidet sich das Eiweiß nicht großflockig ab, so ist unter weiterem Kochen erneuter Zusatz von ganz wenig Essigsäure erforderlich. Das Filtrat soll mit Sulfosalicylsäure keine Trübung geben.

Für die polarimetrische Bestimmung des Zuckergehaltes genügt die in dem betreffenden Abschnitt beschriebene einfachere Methode der Enteiweißung durch Zusatz von Bleiessig.

Die chemische Untersuchung des Harns.
Die Eiweißstoffe.
Albuminurie.

Bereits der normale Harn enthält geringe Spuren Eiweiß, die durch die gewöhnlichen Reaktionen nicht nachgewiesen werden. Erst dann, wenn die gebräuchlichen Proben positiv ausfallen, kann man von Albuminurie sprechen. Schon geringe Spuren von nachweisbarem Eiweiß sind oft diagnostisch von großer Bedeutung.

Es gibt eine physiologische Albuminurie z. B. im Harn Gesunder nach Einnahme von reichlichen Mahlzeiten, nach starken Anstrengungen, nach Entziehung des Kochsalzes in der Nahrung.

Wichtiger ist die pathologische, andauernde Ausscheidung von Eiweiß bei Entzündungen und Entartungen der Niere, ferner bei Vergiftungen (Phosphor, Morphin, Carbolsäure) und fieberhaften Krankheiten.

Wenn sich im Harn Eiweiß feststellen läßt, kann eine echte oder eine falsche Albuminurie vorliegen. Bei der ersteren stammt das Eiweiß nur aus der Niere. Durch Erkrankung kann die Niere ihre Fähigkeit, die Eiweißstoffe des Blutes zurückzuhalten, verlieren, so daß nun andauernd Eiweiß durch die Nierenepithelien im Harn ausgeschieden werden kann. Wenn Eiweißkörper im Harn auftreten, dann handelt es sich in den meisten Fällen um Eiweißstoffe des Blutserums, Serumalbumin und Serumglobulin, die infolge dieser Veränderung des Nierenfilters ausgeschieden werden. Zur Erkennung der echten Albuminurie ist die mikroskopische Untersuchung des Harnsedimentes

Die Eiweißstoffe.

bedeutungsvoll; es können auftreten: verschiedene Arten von echten Cylindern, oft mit Auflagerungen bedeckt, Nierenepithelien, Leukocyten, Erythrocyten usw. Dagegen werden bei der falschen Albuminurie außerhalb der Niere albuminhaltige Stoffe (Eiter, Blut) dem Harn beigemengt; Cylinder und Nierenepithelien werden dann meist nicht gefunden.

Echte und falsche Albuminurie können nebeneinander vorkommen = gemischte Albuminurie.

Serumalbumin und Serumglobulin (= gewöhnliches Eiweiß, Albumin).

Zum Nachweis von Eiweiß ist stets eine der beschriebenen Kochproben und die Hellersche Probe auszuführen. Durch die positive Hellersche und gleichzeitig negative Kochprobe werden nebenbei Albumosen erkannt.

Vor Ausführung der Proben ist folgendes zu beachten:

a) Der Harn soll schwach, aber deutlich sauer reagieren.

b) Er soll möglichst klar sein und wird deshalb stets filtriert. Bakterielle Trübungen lassen sich auf diese Weise nicht beheben. Bei solchen leicht getrübten Harnen vergleicht man, ob sich die Trübung nach Ausführung der Probe verstärkt, indem man ein zweites Probierrohr, nur mit dem zu untersuchenden Harn beschickt, danebenhält. Klären von Bakterienharnen mit Kieselgur ist nicht ratsam, weil dadurch Eiweiß adsorbiert wird.

1. Kochprobe. Prinzip: Eiweiß koaguliert beim Erhitzen in schwach saurer Lösung.

10 ccm des filtrierten, sauren Harns (eventuell mit Essigsäure schwach ansäuern!) werden zum Sieden erhitzt. Dann setzt man aus einem Tropfglase 1 Tropfen 25%iger Essigsäure zu und kocht auf. Nun folgt der Zusatz eines zweiten Tropfens Säure nebst weiterem Aufkochen und, wenn der Niederschlag dadurch größer geworden ist, Hinzufügen eines dritten Tropfens Säure unter Aufkochen. Ein jetzt vorhandener Niederschlag ist Eiweiß. Nach dieser Vorschrift von I. Bang vermeidet man die Bildung von löslichem Acidalbumin.

Noch sicherer ist eine andere Modifikation von I. Bang, weil stets die zur Eiweißkoagulation günstigste Wasserstoffionenkonzentration geschaffen wird. Erforderlich ist folgende, haltbare

Lösung: 56,5 ccm Eisessig und 118 g Natriumacetat werden zusammen in Wasser gelöst und auf 1000 ccm verdünnt.

10 ccm schwach saurer Harn und 1 ccm der Eisessig-Acetatlösung werden in ein Probierrohr gebracht. Man erwärmt das Gemisch über freier Flamme bis zum Sieden und läßt es etwa $^1/_2$ Minute kochen. Enthält der Harn mehr als Spuren Eiweiß, so tritt eine feinflockige Koagulation ein. Sind nur Spuren von Eiweiß vorhanden (0,05—0,1 $^0/_{00}$), so opalesziert die Flüssigkeit nur, ohne daß Koagulation eintritt; nach einigen Minuten wird aber ein feinflockiger Niederschlag ausgeschieden.

Bei Ausführung der Kochproben beachte man: Falls beim Erhitzen schon bei etwa 50° milchige Trübung und Gerinnung eintritt, die sich bei weiterem Erhitzen wieder auflöst, so ist der Bence-Jonessche Eiweißkörper vorhanden.

2. **Hellersche Probe.** Prinzip: Salpetersäure bildet sehr rasch Acidalbumine, die im Überschuß der Säure schwer löslich sind.

3—5 ccm 25%ige Salpetersäure werden in ein Probierrohr gebracht und aus einer Pipette vorsichtig mit dem gleichen Volumen Harn überschichtet; dabei hält man das Probierrohr schief und läßt den Harn langsam an der Wand ablaufen. An der Grenze der beiden Flüssigkeiten bildet sich bei Anwesenheit von Eiweiß eine scharf begrenzte ringförmige Trübung; tritt diese erst nach 2 Minuten auf, so sind Spuren Eiweiß vorhanden.

Zu beachten ist:

a) Ein leicht unterscheidbarer krystallinischer Ring kann durch sehr konzentrierte Harne entstehen (= salpetersaurer Harnstoff). Verdünnt man den Urin vor Ausführung der Probe mit dem gleichen Volumen Wasser, so tritt der Ring nicht wieder auf.

b) Durch viel harnsaure Salze kann eine ringförmige Trübung oberhalb der Berührungslinie entstehen, jedoch nicht sofort.

c) Durch Oxydation der Harnfarbstoffe bilden sich farbige, durchsichtige Ringe oberhalb der Grenzschicht.

d) Nach innerlicher Anwendung von balsamischen Präparaten entsteht durch Bildung von Harzsäuren ein nach oben nicht scharf begrenzter, weißer Ring; er löst sich durch Schütteln mit Äther.

3. **Sulfosalicylsäureprobe.** 5 ccm von dem filtrierten, schwach sauren Urin werden mit 5 Tropfen einer 10%igen Sulfosalicylsäurelösung versetzt. Entsteht ein flockiger Niederschlag, Trübung oder Opalescenz, so ist viel oder wenig Eiweiß vorhanden. Opalescenz wird im durchfallenden Licht auf schwarzem Hintergrund erkannt; man hält gleichzeitig ein Probierrohr mit demselben Harn, dem kein Reagens zugesetzt wird, daneben. Die durch Sulfosalicylsäure entstandene Trübung oder Ausflockung muß beim Erwärmen bestehen bleiben; ist dies nicht der Fall, so sind nicht die gewöhnlichen Eiweißstoffe, sondern Albumosen oder Essigeiweiß vorhanden. Essigeiweiß liegt vor, wenn nach Zusatz von Essigsäure zu dem Harn bereits in der Kälte ein Niederschlag entsteht.

Harzsäuren können wie bei der Hellerschen Probe ausfallen und werden in der dort beschriebenen Weise entfernt.

Den gewöhnlich als Eiweiß bezeichneten Stoffen (Serumalbumin und Serumglobulin) nahe steht der Bence-Jonessche Eiweißkörper. Er tritt bei Knochenmarkaffektionen im Urin auf.

Nachweis. Wird saurer Harn langsam erhitzt, so tritt bei etwa 50° milchige Trübung und bei 55° Gerinnung ein; durch weiteres Erhitzen wird der ausgeschiedene Körper gelöst. Kühlt man wieder ab, so tritt die Ausscheidung erneut auf.

Quantitative Bestimmung des Eiweißes. Genaue Resultate werden nur dann erzielt, wenn das Eiweiß durch Kochen unter Zusatz von Essigsäure ausgefällt und gewogen wird. Die übrigen Methoden sind mit mehr oder weniger großen Fehlern behaftet. Meist genügt eine annähernde Bestimmung vollkommen; denn nur erhebliche Änderungen der Eiweißmenge sind gewöhnlich klinisch von Bedeutung.

Bestimmung nach Esbach. Meist wird die quantitative Eiweißbestimmung nach Esbach ausgeführt, obwohl diese Methode ziemlich ungenau ist.

Zu beachten ist:

1. Der Harn muß sauer reagieren; wenn nötig, ist mit Essigsäure anzusäuern.

2. Beträgt das spezifische Gewicht über 1,018 oder wird durch die Kochprobe ein sehr hoher Eiweißgehalt geschätzt, so ist der Harn mit einer bestimmten Menge Wasser zu verdünnen (meist

10 Die Untersuchung des Harns.

āā partes). Die Verdünnung ist später bei der Berechnung zu berücksichtigen.

3. Die Bestimmung ist stets bei Zimmertemperatur auszuführen.

Ausführung. Man füllt in den Esbachschen Cylinder bis zur Marke U den Harn und schichtet bis zur Marke R das Reagens darüber; letzteres besteht aus einer Lösung von 10 g Pikrinsäure und 20 g Citronensäure in 1 l Wasser. Nach dem Verschließen mit einem Gummistopfen werden die beiden Flüssigkeiten durch mehrmaliges Umkehren des Cylinders gemischt. Die Höhe des Bodensatzes wird nach 24 Stunden an der Skala abgelesen ($^0/_{00}$).

Bestimmung mit Aufrechts Albumimeter. Die Methode hat den Vorzug, daß sie sich in wenigen Minuten ausführen läßt.

Erforderlich sind:

1. Albumimeter nach Dr. Aufrecht.
2. Zentrifuge; Handzentrifuge mit 2000—2500 Umdrehungen in der Minute genügt.
3. Reagens: Man löst 1,2 g Pikrinsäure und 3 g Citronensäure in Wasser auf 100 ccm.

Das Albumimeter wird bis zur Marke U mit dem sauren Harn gefüllt und das Reagens bis zur Marke R zugegeben. Man verschließt mit einem Gummistopfen und mischt durch mehrmaliges, langsames Umwenden des Albumimeters; letzteres wird in eine Zentrifuge gebracht und bei 2000—2500 Umdrehungen 3 Minuten, bei 3000 Umdrehungen $2^1/_2$ Minuten zentrifugiert. An der Skala liest man aus der Höhe des Eiweißniederschlags die Eiweißmenge in Prozenten ab.

Genaue Eiweißbestimmung durch Wägung. Durch Vorversuche stellt man fest, ob und wieviel Tropfen verdünnte Essigsäure man zu 50 ccm Harn zusetzen muß, um beim Erhitzen eine grobflockige Gerinnung zu erzielen; das Filtrat darf die Hellersche Probe nicht mehr geben. Nach dieser Ermittelung werden 50—100 ccm filtrierten Harns in einem Becherglase im kochenden Wasserbad erhitzt und unter Umrühren tropfenweise die berechnete Menge Essigsäure zugegeben. Das Erhitzen wird noch 10 Minuten lang fortgesetzt. Das geronnene Eiweiß sammelt man auf einem Filter, das vorher bei 100° getrocknet und gewogen wurde, und wäscht der Reihe nach mit heißem Wasser,

Alkohol und Äther aus. Bei etwa 100° wird getrocknet und später gewogen. Schließlich wird das Filter nebst Inhalt verascht und das Gewicht der Asche sowie das des Filters von dem gefundenen Gesamtgewicht abgezogen.

Albumosen (Unkoagulierbare Eiweißstoffe).

Koagulierbare Eiweißstoffe werden durch Säuren, Enzyme usw. in Albumosen und Peptone gespalten. Diese gerinnen beim Erhitzen nicht, dagegen können sie durch einige Salze bei saurer Reaktion ausgeschieden werden. Bisher sind im Harn nur Albumosen mit Sicherheit nachgewiesen worden. Ausscheidung von Albumosen findet bei Leberkrankheiten, Carcinomen, Pneumonie, Phthisis und Fieberkrankheiten infolge Zerfalls von Gewebseiweiß statt. Nach Serumbehandlung tritt stets, nach Tuberkulininjektionen oft Albumosurie auf. Man wird bei Ausführung der Eiweißreaktionen auf die Anwesenheit von Albumosen hingewiesen:

a) Kochprobe in der Hitze klar; nach dem Erkalten Trübung oder Niederschlag.

b) Hellersche Probe positiv.

c) Zusatz von Sulfosalicylsäure gibt Trübung oder Niederschlag, der beim Erwärmen wieder in Lösung geht.

Bei Anwesenheit von gewöhnlichem Eiweiß reichen diese Proben nicht aus; in diesem Falle führt man die sichere Methode von I. Bang aus:

10 ccm Harn werden mit 8 g Ammoniumsulfat im Probierrohr kurz aufgekocht. Die ausgeschiedenen Albumosen und das koagulierte Eiweiß schwimmen auf der Flüssigkeit und setzen sich beim Sieden an den Wandungen des Probierröhrchens fest. Man gießt nun die Flüssigkeit mit dem überschüssigen Salz rasch ab, wobei das anhaftende Eiweiß zurückbleibt; nur wenn wenig Albumosen vorhanden sind, ist Sammeln durch Filtration notwendig. Zur Entfernung des eventuell mitausgefällten Urobilins, das später ebenfalls biuretähnliche Reaktion geben kann, wird der Niederschlag mit einem Glasstab mit 10 ccm Alkohol verrührt und dann abzentrifugiert. Der Alkohol wird abgegossen und der Bodensatz mit 4 ccm Wasser versetzt, aufgekocht und filtriert. Während das koagulierte Eiweiß zurückbleibt, gehen die Albumosen in die wässerige Lösung über. Mit dem Filtrate wird die Biuretprobe ausgeführt. Man setzt 2 ccm Natronlauge zu und überschichtet

mit einer 0,5%igen Kupfersulfatlösung; an der Berührungsstelle entsteht bei Anwesenheit von Albumosen ein rötlich-violetter Ring. NB.: Bei reichlichem Urobilingehalt muß zuerst mit Chloroform und dann mit Alkohol extrahiert werden.

Essigeiweiß.

Essigeiweiß, d. h. durch Essigsäure in der Kälte fällbares Eiweiß, ist kein einheitlicher Stoff. Zum Teil handelt es sich um Verbindungen von Albumin mit Chondroitinschwefelsäure. Diese mucinähnlichen Substanzen finden sich bei Nephritis, Ikterus und orthostatischer Albuminurie im Harne vor; im zuletztgenannten Falle tritt Eiweiß im Urin auf, wenn der Patient aus der horizontalen längere Zeit in die aufrechte Stellung gebracht wird. Neben Essigeiweiß kann gewöhnliches Eiweiß vorhanden sein.

Nachweis. 5 ccm des filtrierten Harns werden mit 5 bis 10 Tropfen 30%iger Essigsäure umgeschüttelt und mit 5 ccm Wasser verdünnt. Sofort oder nach einigen Minuten auftretende Trübung zeigt Essigeiweiß an.

Ebenfalls durch Essigsäure in der Kälte fällbar, aber löslich im Überschuß des Fällungsmittels, sind die echten Mucine (Schleim). Dies sind Verbindungen von Eiweißstoffen mit Kohlehydraten. Die Wölkchen (nubeculae), die sich beim Stehen des normalen Harns bilden, enthalten Mucin. Dieser Stoff kommt in größerer Menge oft im Harn von Frauen, aus der Schleimhaut der Harnwege herrührend, vor, sowie bei Cystitis, Nierenkrankheiten usw.

Eiter (Leukocyten in großer Zahl).

Bei Blasenkatarrhen und Entzündungen des Nierenbeckens sowie der Urethra können Leukocyten in sehr großer Zahl vorkommen; man spricht dann von Eiter. Der Nachweis erfolgt durch die Eiterprobe von Donné und mikroskopisch. Da sich die Eiterzellen in dem oft alkalischen Eiterharn leicht auflösen, gelingt der mikroskopische Nachweis nicht immer.

Eiternachweis nach Donné: Das isolierte Harnsediment wird mit einem Stückchen festen Ätzkalis versetzt. Sind Eiterzellen in nicht zu stark veränderter Form vorhanden, so bildet sich ein zäher Schleim. Bereits gelöste Eiterzellen fällt man durch Zusatz von Essigsäure aus und führt dann mit dem grobflockigen Niederschlag die Donnésche Probe aus.

Die Eiweißstoffe.

Blut (Hämaturie und Hämoglobinurie).
Das Auftreten roter Blutkörperchen im Harn nennt man Hämaturie; tritt nur der Farbstoff Hämoglobin auf, ohne daß mikroskopisch rote Blutkörperchen zu finden sind, so spricht man von Hämoglobinurie. In jedem Falle gibt der betreffende Harn die Eiweißreaktionen. Durch die mikroskopische Untersuchung ist festzustellen, ob neben dem Hämoglobin gewöhnliches Eiweiß vorhanden ist (Cylinder, Nierenepithelien usw.).

Hämaturie kann verursacht sein durch Nierenblutungen, Blutungen der Harnwege oder durch Beimengung von Menstrualblut.

Bei Hämoglobinurie sind die Blutkörperchen gelöst; Lösung kann in der Blutbahn eintreten durch Blutgifte, z. B. Arsen, Jod, chlorsaures Kalium, Bakteriengifte.

Hämaturie und Hämoglobinurie werden chemisch durch den Hämoglobinnachweis erkannt; die Unterscheidung geschieht mikroskopisch. Größere Mengen Hämoglobin lassen sich bereits makroskopisch durch die rote Färbung des Harns bei frischen Blutungen feststellen; hat sich der Blutfarbstoff schon zersetzt, so kann die Harnfarbe rötlich, braunrot oder braunschwarz sein.

Der chemische Nachweis des Blutfarbstoffes hat bei Hämaturie keine diagnostische Bedeutung, da in diesem Falle die mikroskopische Untersuchung zuverlässiger ist.

Hämoglobinnachweis.

Hellersche Probe: Durch Natronlauge wird Hämatin abgespalten; dieses fällt mit den Erdphosphaten aus und färbt diese rot.

10 ccm Harn werden mit Natronlauge stark alkalisiert und aufgekocht. Der Niederschlag wird bei Anwesenheit von Hämoglobin rot gefärbt; bei geringen Hämoglobinmengen muß man erst absetzen lassen. Täuschungen sind nach Gebrauch von Rheum, Senna, Cascara sagrada und Santonin möglich. Löst man jedoch den abfiltrierten Niederschlag in Essigsäure, so wird sich diese bei Anwesenheit von Blutfarbstoff rot färben, sonst wird die Lösung gelbe Farbe annehmen.

Empfindlicher ist die Benzidinreaktion nach Adler:
Man benötigt eine frisch bereitete Anschüttelung von einer Messerspitze Benzidin in 2 ccm Eisessig.

Eine Mischung von 10 ccm Harn und 5 ccm Eisessig schüttelt man mit etwa 10 ccm Äther aus und trennt im Scheidetrichter; etwaige Emulsionsbildung wird durch einige Tropfen Weingeist beseitigt. In ein Probierrohr bringt man 10 Tropfen der Benzidinmischung, 2—3 ccm 3%iger Wasserstoffsuperoxydlösung, fügt die ätherische Schicht hinzu und schüttelt durch. Bei größerem Gehalt an Blutfarbstoff tritt blaue Färbung auf; durch Spuren Blut entsteht sofort oder innerhalb einer Minute eine grüne Färbung.

Die Kohlehydrate.

Über Hyperglykämie und Glykosurie.

Hyperglykämie = erhöhter Blutzuckergehalt.

Glykosurie = Auftreten von Traubenzucker im Harn.

Die Leber ist das Organ der Blutzuckerregulation; je nach der Höhe des Blutzuckerspiegels öffnet oder schließt die Leber ihre Zuckerschleusen. Durch einen fermentativen Prozeß wird das in der Leber abgelagerte Glykogen in Glucose verwandelt. Infolge des regulatorischen Einflusses der Leber ist der Blutzuckergehalt relativ konstant; er beträgt beim Menschen 0,07—0,1%. Die Hauptmenge des Blutzuckers ist Traubenzucker. Der physiologische Blutzuckerwert unterliegt gewissen Schwankungen, besonders nach Aufnahme kohlehydratreicher Mahlzeiten, nach psychischen Erregungen oder körperlicher Arbeit. Durch Narcotica, durch Körper der Coffeinreihe, nach Aderlässen, durch Alkohol, Blei, Kohlenoxyd kann Hyperglykämie entstehen.

Klinisch am bedeutsamsten erwies sich der Diabetes mellitus; dies ist diejenige Form der Hyperglykämie, deren Beziehung zur Funktion des Pankreas erkannt wurde. Es hat sich gezeigt, daß der Ausfall des inneren Sekretes des Pankreas die Ursache für die Entstehung des Diabetes mellitus ist. Auf Grund dieser Erkenntnis wurde im Jahre 1922 von Banting und Best in Toronto ein wirksames Extrakt aus dem Pankreas dargestellt, das heute nach Verbesserung des Darstellungsverfahrens unter dem Namen Insulin klinisch zur Behebung der Hyperklykämie eine große Rolle spielt.

Bei einem Blutzuckergehalt von 0,2% an wird meist die Niere für Zucker durchlässig, und es entsteht Glykosurie. Doch kann auch allein durch eine veränderte Tätigkeit der Niere bei niedrigerem Blutzuckergehalt Glykosurie auftreten = renaler Diabetes. Beim Diabetes mellitus handelt es sich um eine Stoffwechselstörung, beim renalen Diabetes um eine harmlose Sekretionsstörung der Niere.

Die Bestimmung des Blutzuckers ist klinisch von Bedeutung, weil bei schwerer Schädigung der Nieren Hyperglykämie vorhanden sein kann, ohne daß Zucker im Harn auftritt.

Traubenzucker.

Wenn größere Zuckermengen im Urin vorhanden sind, ist meist die in 24 Stunden entleerte Harnmenge vermehrt. Oft ist das spezifische Gewicht solcher Harne erhöht. Bei leichteren Formen des Diabetes mellitus ist nicht zu allen Tageszeiten Zucker vorhanden, so daß sich nur Sammelharn von 24 Stunden zur Untersuchung eignet.

Eiweißharne sind vor Anstellung der Zuckerproben durch Kochen zu enteiweißen.

Nylandersche Probe.

Harn wird mit $^1/_{10}$ Volumen Nylanders Reagens versetzt und aufgekocht. Bei Gegenwart von viel Zucker nimmt der Harn alsbald gelbbraune, dann braune und schließlich schwarze Farbe an; ist wenig Zucker vorhanden, so muß 2 Minuten lang aufgekocht werden, bis Dunkelfärbungen eintreten. Schwarzfärbung tritt noch ein, wenn mindestens 0,1% Zucker vorhanden ist.

Liegen eiweißhaltige oder stark alkalische Harne vor, so ist reichlich Reagens (etwa ein Drittel der Harnmenge) zuzusetzen.

Nach Gebrauch von Rheum- und Sennapräparaten (Chrysophansäure im Harn), Salol, Antipyrin, Menthol, Sulfonal (Glucuronsäureverbindungen im Harn) kann ebenfalls Reduktion eintreten.

Probe mit Fehlingscher Lösung. Je 1 ccm Fehling I und II werden mit 2 ccm Wasser gemischt und aufgekocht. Wird nach Zusatz von 4 ccm Harn erneut aufgekocht, so entsteht bei Gegenwart von Zucker Gelbfärbung oder ein rotgelber Niederschlag. Das Reagens darf nicht gemischt vorrätig gehalten werden.

Praktischer Gang der qualitativen Untersuchung auf Traubenzucker:

Man führt die beiden beschriebenen Proben aus; fallen beide negativ aus, so ist kein Zucker vorhanden. Der positive Ausfall einer oder der beiden Proben kann eventuell nur durch Harnsäure, Kreatinin, Glucuronsäureverbindungen usw. verursacht sein. Will man ganz sicher arbeiten, so gibt bei positiver Reaktion folgendes Verfahren nach I. Bang endgültig Aufschluß:

18 ccm Harn werden mit 2 ccm 95%igem Alkohol gemischt und mit einer guten Messerspitze Blutkohle Merck geschüttelt. Mit dem Filtrat wird eine der genannten Zuckerproben erneut ausgeführt. Ist die Probe wieder positiv, so ist sicher Traubenzucker vorhanden. Durch den Alkohol-Kohlezusatz sind alle störenden Stoffe (auch geringe Mengen Eiweiß) von der Kohle adsorbiert worden.

In zweifelhaften Fällen, wenn z. B. die Reaktionen unscharf ausfallen, ziehe man die später beschriebene Gärungsprobe zur Sicherung des Befundes heran.

Jeden Diabetikerharn prüfe man auf Acetonkörper, auch wenn Zucker zeitweise nicht vorhanden ist.

Quantitative Bestimmung von Traubenzucker. Wenn die in 24 Stunden entleerte Harnmenge bekannt ist, berechne man stets aus dem gefundenen Prozentgehalt des Traubenzuckers die in der Tagesmenge Harn ausgeschiedene Zuckermenge.

Gärungsprobe. Diese Probe ist wegen der eindeutigen Ergebnisse auch für den qualitativen Nachweis von Traubenzucker empfehlenswert. Zucker wird durch Messung der entwickelten Kohlensäure quantitativ bestimmt. Der zu prüfende Harn muß sauer reagieren (wenn nötig mit Weinsäure ansäuern), weil alkalischer Harn Kohlensäure bindet. Nach Beendigung der Gärung ist die Reaktion nochmals zu prüfen: die Analyse ist wertlos, wenn der Harn während der Gärung alkalisch geworden ist. In diesem Falle ist eine neue Bestimmung erforderlich, für welche der Harn vorher durch kurzes Aufkochen sterilisiert werden muß.

Der zur Gärungsprobe verwendete Harn darf keine Konservierungsmittel enthalten und muß frei sein von Blut, Eiweiß und Albumosen.

Oft verwendet wird das Präzisions-Gärungs-Saccharometer nach Dr. Lohnstein. Jeder neue Apparat ist vor der Benutzung für klinische Untersuchungen durch Bestimmung normalen Harns, dem eine bekannte Menge Traubenzucker zugesetzt wird, zu prüfen. Man verwende frische Hefe und gebe der Gärung bei 35—38° den Vorzug.

Da jedem Apparate eine genaue Gebrauchsanweisung beiliegt, wird hier nur kurz über die Ausführung der Gärprobe berichtet:

In die kugelige Erweiterung des Apparates wird die beigegebene Quecksilbermenge gegossen. Von dem zu untersuchenden Harn

Die Kohlehydrate. 17

bringt man mit der beiliegenden Meßpipette, die genau bis zum Eichstrich gefüllt wird, auf die Oberfläche des Quecksilbers, ohne den Hals der Kugel zu benetzen. Dann werden je nach dem Zuckergehalt (bei Ausführung der qualitativen Proben ersichtlich) 2—4 Tropfen einer Hefeaufschwemmung, die aus 1 Teil Hefe und etwa 3 Teilen Wasser bereitet wird, zugegeben. Der mit dem Dichtungsmittel bestrichene Stopfen wird nun so eingesetzt, daß sein seitliches Loch genau vor dem kleinen Loch des Kugelhalses liegt. Durch Neigen des Apparates stellt man die Quecksilbersäule im langen Schenkel genau auf den Nullpunkt ein und verschließt den Kugelhals luftdicht, indem man den Stopfen dreht. Man läßt nun den Apparat 5 Stunden bei etwa 37° oder 24 Stunden bei Zimmertemperatur stehen. Wenn das Quecksilber nicht mehr steigt, liest man den Zuckergehalt in Prozenten an der Skala ab.

Zum Zweck der Reinigung des Apparates nimmt man den Stopfen vorsichtig ab und läßt längere Zeit Wasser auf die Oberfläche des Quecksilbers fließen, bis das Harn-Hefe-Gemisch gut herausgewaschen ist. Das Wasser entfernt man durch Austupfen mit Watte und Filtrierpapier. Auch der Hals der Kugel wird sorgfältig mit Filtrierpapier gereinigt; dann fettet man den Kugelhals wieder ein und setzt den Stöpsel in die Öffnung. Der Apparat ist nun für einen neuen Versuch hergerichtet.

Die zur Verwendung gelangende Hefe muß Gärfähigkeit besitzen und darf nicht selbst gären (d. h. ohne Zusatz von Harn oder Traubenzuckerlösung); es ist ratsam, sich durch Kontrollversuche darüber Klarheit zu verschaffen.

Die polarimetrische Bestimmung des Traubenzuckers.
Die polarimetrische Bestimmung des Traubenzuckers ist ganz besonders größeren Laboratorien zu empfehlen, die öfters zahlreiche Untersuchungen nebeneinander auszuführen haben.

Eine Traubenzuckerlösung dreht die Ebene des polarisierten Lichtes nach rechts. Die spezifische Drehung des Traubenzuckers ist 52,8°; man rechnet für eine Rechtsdrehung von $1° = \frac{52,8}{100}$ g Zucker in 100 g Flüssigkeit bei Verwendung einer Schichtdicke von 1 dm. Bei Verwendung der Saccharimeter wird nicht der Drehungswinkel, sondern auf einem Nonius ohne Umrechnung sofort der Prozentgehalt des Harns an Zucker abgelesen.

18   Die Untersuchung des Harns.

Meist werden sogenannte Halbschattenapparate benutzt, außerdem gibt es Apparate mit dreigeteiltem Gesichtsfeld. 0,1% Gehalt an Traubenzucker kann noch sicher durch die Rechtsdrehung nachgewiesen werden.

Bei manchen Apparaten ist Natriumlicht erforderlich, bei anderen genügt Tageslicht, Gas-, Petroleum- oder elektrisches Licht.

Wird eine frisch hergestellte Traubenzuckerlösung untersucht, so ist die **Multirotation** zu berücksichtigen; diese wird durch Aufkochen beseitigt.

Man führt stets mehrere Ablesungen — möglichst im dunkeln Raum — aus und berechnet den Durchschnittswert.

Vorbereitung des Harns.

Schwach gefärbte Zuckerharne, wie sie meist vorliegen, brauchen zur Polarisation nicht entfärbt zu werden, doch müssen sie klar sein. Man filtriert einfach oder klärt nötigenfalls durch Schütteln mit etwas Kieselgur. Stark gefärbten Harnen setzt man gepulvertes, neutrales Bleiacetat zu (auf 50 ccm Harn 1 Teelöffel voll), schüttelt um und filtriert klar.

Stark eiweißhaltige Harne werden durch Kochen, wie früher beschrieben, vom Eiweiß befreit. Bei geringem Eiweißgehalt genügt folgende einfache Arbeitsweise: Das Eiweiß wird durch Zusatz von 10 oder 20% Bleiessig zu dem sauren Harn gefällt; der nach dem Filtrieren abgelesene Zuckergehalt ist entsprechend der Verdünnung um 10 oder 20% höher zu berechnen.

Klärung durch Tierkohle ist nicht ratsam; sobald man etwas zu große Mengen Tierkohle dem Harn zusetzt, treten deutliche Verluste an Zucker infolge Adsorption auf.

Auf die eine Öffnung der Beobachtungsröhre wird der Deckel mit Deckglas aufgeschraubt. Dann wird vorsichtig der klare, nicht stark gefärbte Urin in die Röhre gefüllt, bis eine kleine Kuppe vorhanden ist; letztere wird mit dem Deckglas seitwärts abgestrichen. Dabei darf sich keine Luftblase in der Röhre bilden; auch muß vermieden werden, daß die obere Seite des Deckglases beim Abstreichen feucht wird. Um diese beiden Mißstände auszuschalten, bringt die Firma Schmidt & Haensch, Berlin S 42, Beobachtungsröhren in den Handel, die an dem einen Ende eine Erweiterung besitzen, die speziell zur Aufnahme einer Luftblase dient, ohne daß eine Behinderung bei der Beobachtung eintritt. Bei Benutzung dieser Röhren läßt sich auch die unangenehme

Die Kohlehydrate.

Benetzung der Hand durch den abgestrichenen Urin vermeiden. Nach dem Auflegen des Deckglases wird der Verschluß (nicht zu kräftig) festgeschraubt.

Bevor man die Röhre in den Polarisationsapparat legt, verschiebt man das Fernrohr des Apparates solange vorwärts oder rückwärts, bis das Gesichtsfeld scharf erscheint. Nach dem Einlegen der Beobachtungsröhre dreht man den Triebknopf so weit, bis beide Gesichtshälften völlig gleich erscheinen. Man liest nun auf dem Nonius[1] den gefundenen Wert ab. Ist α der abgelesene Winkel, c die Anzahl Gramme Traubenzucker in 100 ccm Harn und l die Länge des Beobachtungsrohres, so hat man: $\alpha = \dfrac{52,8 \cdot l \cdot c}{100}$.

Wählt man die Rohrlänge l zu $\dfrac{100}{52,8}$ dcm = 1,894 dcm, so ergibt sich folgende Formel: $\alpha = \dfrac{52,8 \cdot 100 \cdot c}{100 \cdot 52,8}$; es wird $\alpha = c$.

Bei Verwendung der Saccharimeter, deren Röhren 1,89 dcm lang sind, liest man deshalb direkt die Traubenzuckerprozente ab.

An dem Halbschattenapparate mit Keilkompensation (Schmidt & Haensch) kann der Traubenzuckergehalt bei Benützung einer 200 mm langen Röhre sofort abgelesen werden.

Bestimmung des Traubenzuckers durch Reduktion nach Pavy, modifiziert nach Kumagawa Sutō. Prinzip: Alkalische Kupferlösung wird durch den zuckerhaltigen Harn reduziert. Durch zugesetztes Ammoniak wird das gebildete Kupferoxydul in Lösung gehalten; auf diese Weise wird die Beurteilung der Endreaktion (Verschwinden der blauen Farbe) nicht gestört. Die Apparatur ist so angeordnet, daß ein Entweichen von Ammoniakdämpfen und eine Oxydation des Oxyduls verhindert wird.

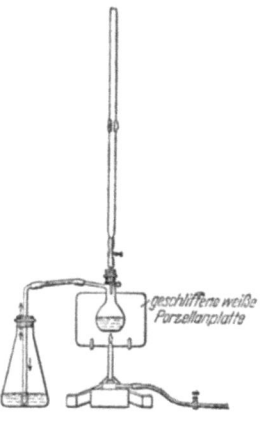

Abb. 1. Bestimmung des Traubenzuckers nach Pavy.

---

[1] Ein erleichtertes Ablesen ohne Nonius gestattet der von der Fa. Dr. Hartnack, Berlin-Steglitz, hergestellte Polarisationsapparat.

Apparatur. Die Abbildung 1 zeigt einen Rundkolben, welcher zum Reduzieren dient; in diesen ist eine Bürette mittels Gummistopfens eingesetzt. Eine weiße Porzellanplatte hinter dem Kolben erleichtert die Farbbeurteilung. Der Kolben ist durch ein seitliches Ansatzrohr mit einem 500 ccm-Erlenmeyerkolben verbunden, der 50 ccm konz. Schwefelsäure, 100 ccm Wasser und 1—2 ccm 10%ige Kupfersulfatlösung enthält. Das aus dem Titrationskolben entweichende Ammoniak wird durch die Schwefelsäure gebunden; das Kupfersulfat soll anzeigen, wann die Schwefelsäure neutralisiert ist. Letztere reicht für etwa 30 Bestimmungen aus. Das in die Schwefelsäure tauchende Rohr trägt an seinem unteren Ende ein Glasventil, das ein Zurücktreten von Flüssigkeit und Luft in den Reduktionskolben verhindert. Als Brenner wird ein Mikrobrenner verwendet; dessen Öffnung soll sich 1,5 cm unterhalb des Kolbenbodens befinden.

Reagentien. 1. Kupfersulfatlösung: 4,278 g krystallisiertes Kupfersulfat werden in destilliertem Wasser ad 1000 ccm gelöst. 2. Alkalische Seignettesalzlösung. 21 g Seignettesalz, 21 g Ätzkali, 300 ccm konz. Ammoniaklösung, spezifisches Gewicht 0,880 werden in Wasser ad 1000 ccm gelöst.

Ausführung. Der zu untersuchende Harn wird so verdünnt, daß er etwa 0,2% Zucker enthält; durch eine Voruntersuchung wird dies ungefähr ermittelt. Die Verdünnung wird notiert. Der eventuell verdünnte Harn wird in die Bürette eingefüllt. Je 20 ccm (genau) Kupfersulfat- und alkalische Seignettesalzlösung werden in den Kolben gegeben. Man erhitzt nun den Kolbeninhalt mit der vollen Flamme, bis in der Schwefelsäure keine Blasen mehr aufsteigen; dann stellt man die Flamme so klein ein, daß die Flüssigkeit in schwachem Sieden erhalten wird. Aus der Bürette läßt man 2—3 ccm Harn pro Minute hinzufließen, bis die blaue Farbe fast verschwunden ist. Dann setzt man alle 2 Minuten 0,1 ccm Harn hinzu, bis ein grünlicher Farbton eben verschwindet. Ist Gelbfärbung zu erkennen, so wurde bereits zu viel Harn zugesetzt. Wird zu stark gekocht, so tritt eine Ausscheidung von Kupferoxydul auf, weil zu viel Ammoniak vertrieben wurde.

Bei der Berechnung ist die Verdünnung des Harns zu berücksichtigen. 40 ccm der ammoniakalischen Lösung (20 ccm Kupferlösung) entsprechen 0,01 g Zucker.

Pentose.

Ebenso wie nach Zufuhr von größeren Mengen Zucker bisweilen von Gesunden vorübergehend Traubenzucker ausgeschieden wird, kann auch nach reichlichem Genusse von pentosehaltigen Früchten (Kirschen, Pflaumen, Heidelbeeren) optisch aktive Pentose im Harn auftreten. Außer dieser alimentären Pentosurie kommt noch sehr selten die echte Pentosurie vor, die klinisch für harmlos gehalten wird; dabei wird optisch inaktive Arabinose ausgeschieden, deren Ursprung nicht bekannt ist. Pentoseharne reduzieren, gären jedoch nicht. Da bei Pentosurie nur kleine Mengen Pentose regelmäßig im Harn auftreten, ist es ratsam, bei geringer, andauernder Zuckerausscheidung Pentosereaktionen anzustellen; dies ist besonders dann erforderlich, wenn man bei Ausführung der üblichen Reduktionsproben auf Traubenzucker eine v e r z ö g e r t e, schließlich aber p l ö t z l i c h eintretende Oxydulausscheidung beobachtet. E. K r a f t konnte bei einigen, fälschlich als Diabetiker behandelten Patienten echte Pentosurie nachweisen. Pentosurie kann in seltenen Fällen neben Glykosurie vorkommen.

Nachweis der Harnpentose mit Bials Reagens (nach E. Kraft). Bials Reagens besteht aus 500 g Salzsäure (spez. Gewicht 1,151), Orzin Merck 1 g, offiz. Eisenchloridlösung genau 20 Tropfen. 5 ccm Reagens werden eimal kräftig aufgekocht und dann 5 Tropfen des verdächtigen Harns hinzugesetzt. In positiven Fällen tritt bei größerem Gehalte sofort, bei geringerem kurz nachher Grünfärbung ein. (Vorschriften zur Bestimmung der Pentose neben Glykose gibt E. Krafts „Analytisches Diagnostikum" und P. R o n a s „Praktikum der Physiolog. Chemie".)

Die Acetonkörper.

Unter Acetonkörpern versteht man die bei der Acidose auftretende β-Oxybuttersäure, die Acetessigsäure und das Aceton. Diese Körper können unter bestimmten Bedingungen in folgender Reihenfolge ineinander übergehen:

$$\begin{array}{ccc} CH_3 & CH_3 & CH_3 \\ | & | & | \\ CHOH \xrightarrow{\text{Oxydation}} & CO \xrightarrow{\text{minus } CO_2} & CO \\ | & | & | \\ CH_2 & CH_2 & CH_3 \\ | & | & \\ COOH & COOH & \\ \beta\text{-Oxybuttersäure} & \text{Acetessigsäure} & \text{Aceton} \end{array}$$

Es ist aber nicht ausgeschlossen, daß die Acetessigsäure der primäre Körper ist und aus ihr durch Reduktion, die leicht vor sich geht, die Oxysäure entsteht. Nach dieser Theorie müßte man sich also β-Oxybuttersäure und Aceton aus Acetessigsäure entstanden denken. Im normalen Harn finden sich nur minimale Spuren von Aceton (etwa 0,01 g pro die) vor; nach neueren Untersuchungen handelt es sich dabei aber um Acetessigsäure. Wenn dem Organismus an Kohlehydraten mangelt, z. B. beim Hunger, bei reiner Eiweißfettkost oder bei schwerem Diabetes mellitus, dann tritt im Harn in mehr oder weniger großen Mengen Acetessigsäure und Aceton (letzteres meist nur in Spuren) auf. Bei größerem Acetessigsäuregehalt ist meist auch β-Oxybuttersäure nachweisbar.

Als Muttersubstanzen der Acetonkörper kommen die Fettsäuren und bestimmte α-Aminosäuren in Betracht.

Acetessigsäure und β-Oxybuttersäure werden im Blut durch Bindung an Alkalien unschädlich gemacht und als Ammonium- und Kalksalze im Harn ausgeschieden. Geht der Alkalibestand des Blutes beim Auftreten großer Mengen von Acetonkörpern zu Ende, so steht der Coma diabeticum, eine Säurevergiftung, bevor.

Aus dem Gesagten geht hervor, daß der Nachweis der Acetessigsäure und der β-Oxybuttersäure im Harn von größter Bedeutung ist. Die Proben sind mit frischem Harn auszuführen, weil die Acetessigsäure langsam zerfällt. Im frischen acetonhaltigen Harn findet sich meist weniger als 0,2°/₀₀ Aceton vor; man nennt dies präformiertes Aceton zur Unterscheidung von dem beim Stehen des Urins oder durch Destillation aus Acetessigsäure entstandenen Aceton. Die Hauptmenge des von Diabetikern gebildeten präformierten Acetons wird durch die Atemluft ausgeatmet. Auch in zuckerfreien Harnen können Acetonkörper nachweisbar sein. Wenn, wie es meist der Fall ist, einfach der Nachweis von Aceton verlangt wird, so ist außerdem noch der viel wichtigere Acetessigsäurenachweis zu führen. Bei Anwesenheit von Aceton wird man wohl stets auch Acetessigsäure finden. Gewöhnlich kommt neben mehr oder weniger großen Acetessigsäuremengen nur eine unbedeutende Menge Aceton vor.

Es sei bemerkt, daß bisher bei positivem Ausfall der üblichen Nitroprussid- und Jodoformproben fälschlich Aceton angegeben wurde. In Wirklichkeit wird durch die Nitroprussidproben im

Die Acetonkörper.

Harn Acetessigsäure und durch die Liebensche Jodoformprobe aus Acetessigsäure abgespaltenes Aceton nachgewiesen. Bereits Spuren von Acetessigsäure reagieren mit den Nitroprussidproben, während die im pathologischen Harn vorkommenden geringen Acetonmengen mit einigen bekannten Nitroprusidproben nicht in Reaktion treten.

Acetonnachweis.

Salicylaldehydprobe. Salicylaldehyd kondensiert sich mit Aceton unter dem Einfluß von Alkali zu Dioxydibenzalaceton, dessen Alkalisalze karmoisinrot gefärbt sind.

Zu 5 ccm Harn gibt man 1 ccm 10%ige alkoholische Salicylaldehydlösung und mischt durch leichtes Umschütteln; dann läßt man vorsichtig ein etwa 1 g schweres Stück Stangenkali auf den Boden des Probierrohres gleiten. Bei ruhigem Stehen bildet sich an der Berührungsstelle der schwereren alkalischen Schicht mit der leichteren Acetonlösung ein karmoisinroter Ring; 0,05°/₀₀ Aceton sind sehr deutlich nachweisbar. Ist kein Aceton vorhanden, so entsteht ein braungelber Ring.

Jodoformprobe (nach Lorber). 3 ccm Harn werden mit 1,5 ccm Natronlauge versetzt; von dem entstandenen Phosphatniederschlag wird abfiltriert. Das Filtrat wird $\overline{aa}$ partes mit n/10-Jodlösung gemischt und nach $1/2 - 3/4$ Minute beobachtet. Während durch normalen Harn nur Opalescenz entsteht (man führe einen Versuch mit normalem Harn aus), wird bei einem Acetongehalt von 0,003% (Spuren) eine deutliche Trübung und kräftiger Jodoformgeruch hervorgerufen. Bei größerem Acetongehalt wird die Lösung schwer durchsichtig und schließlich ganz undurchsichtig.

Salicylaldehyd- und Jodoformprobe fallen auch mit Aldehyden, die gelegentlich im Harn vorkommen, positiv aus. Da nun Aceton meist zusammen mit Acetessigsäure im frischen Harn vorkommt, weist dann, wenn auch Acetessigsäure gefunden wird, der positive Ausfall der Salicylaldehyd- und Jodoformprobe auf Aceton hin.

Quantitative Bestimmung des Acetons. 25 ccm Harn werden in einem Kolben mit 10 g Natriumchlorid und einigen Tropfen 20%iger Phosphorsäure nebst einigen Tropfen Paraffinum liquidum versetzt. Der Kolben wird mit einer Vorlage verbunden, die 4 g Kalihydrat in 150 ccm Wasser und einen Überschuß n/10-Jodlösung enthält. Man saugt nun mit der Saugpumpe eine halbe Stunde lang einen starken Luftstrom durch den Apparat. Dann wird die Vorlage mit 10 ccm konz. Salzsäure angesäuert und der Überschuß an Jod mit n/10-Thiosulfatlösung bestimmt. 1 ccm verbrauchte n/10-Jodlösung entspricht 0,967 mg Aceton; man berechnet den Acetongehalt im Liter.

Acetessigsäure.

Ringprobe nach Lange. Ein halbes Probierrohr Harn wird mit einem kleinen Körnchen Nitroprussidnatrium (oder einigen Tropfen kalt gesättigter Lösung) versetzt und nach Lösung desselben 1 ccm Eisessig hinzugefügt. Nach dem Umschütteln schichtet man sehr vorsichtig etwas Ammoniakflüssigkeit darüber. Es zeigt sich sofort (bei größerem Gehalt) oder nach spätestens 2 Minuten (bei kleinem Gehalt) ein violetter Ring an der Berührungsstelle des Ammoniaks mit der übrigen Flüssigkeit. Da Aceton erst bei einem Gehalt von über 1°/$_{oo}$ den Ring gibt, weist die Probe praktisch im Harn nur Acetessigsäure nach[1]. Die Ringprobe nach Lange eignet sich zur quantitativen Abschätzung der Acetessigsäure. Man verdünnt den Acetessigsäureharn solange mit Wasser, bis sich nach mehrfacher Ausführung der Ringprobe nach 2 Minuten eben noch ein violetter Ring zeigt, was bei einem Gehalt von 0,07°/$_{oo}$ Acetessigsäure (berechnet als Acetessigsäure, nicht als Aceton wie üblich) der Fall ist. Gibt ein Harn z. B. nach 10facher Verdünnung gerade noch diese Probe, so sind rund $0,07 \cdot 10 = 0,7°/_{oo}$ Acetessigsäure vorhanden.

Probe nach Ondrejovich. Prinzip: Acetessigsäure bindet in saurer Lösung Jod.

5 ccm Harn versetzt man mit 5 Tropfen 50%iger Essigsäure, gibt 1 Tropfen 2°/$_{oo}$iges Methylenblau und 4 Tropfen 10%ige Jodtinktur hinzu. Die rötliche Farbe wird bei Anwesenheit von Acetessigsäure innerhalb einer Minute wieder verschwinden, und es erscheint eine blaue oder grüne Färbung. Die Probe ist nicht so empfindlich wie die übrigen genannten Methoden; 0,15°/$_{oo}$ Acetessigsäure lassen sich noch nachweisen.

---

[1] Ähnliche Färbungen können bei der Ausführung von Nitroprussidproben auch infolge Anwesenheit von Medikamenten (Aloe, Phenolphthalein) erhalten werden.

Die Acetonkörper. 25

Probe nach Lipliawsky. Es werden 2 Lösungen benötigt:
1. 1 g Paraamidoacetophenon, 98 ccm Wasser und 2 ccm konz. Salzsäure. 2. 1%ige Kaliumnitritlösung.

6 ccm der ersten und 3 ccm der zweiten Lösung versetzt man mit 9 ccm Harn und schüttelt nach Zugabe von 1 Tropfen konz. Ammoniak kräftig durch. Von der ziegelrot gefärbten Mischung nimmt man 2 ccm und setzt 15 ccm konz. Salzsäure vom spezifischen Gewicht 1,19, 3 ccm Chloroform und 3 Tropfen Eisenchloridlösung hinzu, dann korkt man das Probierrohr zu und mischt eine Minute vorsichtig zur Vermeidung der Bildung einer Emulsion, indem man das Probierrohr langsam hin und her bewegt. Ist Acetessigsäure in Spuren vorhanden, so nimmt das Chloroform einen violetten Farbton an; bei Anwesenheit größerer Mengen wird die Färbung marineblau. Eine gelbe oder schwach rötliche Farbe ergibt negativen Befund. Die Probe ist sehr empfindlich.

Sind nur Spuren von Acetessigsäure vorhanden, so wird der zur Untersuchung gelangende Harn mit einer eben ausreichenden Menge Tierkohle entfärbt.

Quantitative Bestimmung des Gesamtacetons. Es wird das aus Acetessigsäure abgespaltene Aceton zusammen mit dem in kleinen Mengen vorhandenen präformierten Aceton bestimmt. Meist stammen 90—95% des nach dieser Methode ermittelten Acetons aus Acetessigsäure her.

Prinzip: Aceton reagiert mit Jod in alkalischer Lösung unter Bildung von Jodoform und Essigsäure. Das im Überschuß zugegebene Jod wird in Freiheit gesetzt und mit Natriumthiosulfat zurücktitriert.

1. $2 \text{NaOH} + J_2 = \text{NaOJ} + H_2O$.
2. $CH_3 \cdot CO \cdot CH_3 + 3 \text{NaOJ} = CHJ_3 + CH_3 \cdot COONa + 2 \text{NaOH}$.

Ein Molekül Aceton verbraucht demnach 3 Moleküle Natriumhypojodit, zu deren Herstellung 6 Atome Jod erforderlich sind. Mit jedem zur Bildung von Jodoform verbrauchten Molekül Natriumhypojodit wird außerdem noch ein Atom Jod in Form von Jodalkali dem Nachweis entzogen. Nach dem Ansäuern der Lösung wird die vorhandene Jodmenge, abzüglich der 6 Atome

Jod, die zur Jodoformbildung benötigt wurden, in Freiheit gesetzt:
$$NaOJ + NaJ + 2\,HCl = 2\,J + 2\,NaCl + H_2O.$$

Ausführung der Bestimmung. In einen 500 ccm-Erlenmeyerkolben bringt man 150 ccm Wasser, 1 ccm Essigsäure und den zu untersuchenden Harn. Von letzterem werden bei sehr kräftigem Ausfall der Nitroprussidprobe 10 ccm, bei mittelstarker Reaktion 20 ccm zugegeben. Der Kolbeninhalt wird nun am absteigenden Kühler 20 Minuten im Sieden erhalten. Als Vorlage dient ein mit 150 ccm eiskaltem Wasser beschickter Erlenmeyerkolben von 500 ccm Inhalt; das Ableitungsrohr soll tief in das vorgelegte kalte Wasser eintauchen. Nach dem Unterbrechen der Destillation wird das Destillationsrohr mit Wasser nachgespült. In die Vorlage werden 30 ccm Natronlauge und eine genau abgemessene Menge n/10-Jodlösung im Überschuß unter leichtem Umschwenken zugegeben. Das Vorhandensein von überschüssigem Jod erkennt man daran, daß einige Tropfen Salzsäure, vorsichtig auf die Oberfläche der Flüssigkeit gebracht, für einen Augenblick eine braune Färbung hervorrufen. Nach 5 Minuten setzt man in dünnem Strahl unter stetem leichtem Umschwenken verdünnte Salzsäure zu, bis die braune Jodfarbe deutlich aufgetreten ist; das unverbrauchte Jod wird mit n/10-Thiosulfatlösung sofort zurücktitriert (Stärkelösung als Indicator). 1 ccm n/10-Jodlösung entspricht 0,967 mg Aceton; man berechnet den Gesamtacetongehalt im Liter.

Quantitative Bestimmung der Acetessigsäure. Die quantitative Bestimmung des Gesamtacetons genügt meist dem Arzt vollkommen. Die Menge der Acetessigsäure allein ergibt sich aus der Differenz zwischen Gesamtaceton und präformiertem Aceton; es müssen also beide Bestimmungen ausgeführt werden.

Nachstehend wird eine sehr empfehlenswerte Mikromethode zur Bestimmung des Gesamtacetons beschrieben; die Methode läßt sich rasch und mit äußerst sparsamem Reagentienverbrauch ausführen. Mit der dazu erforderlichen Apparatur läßt sich in kurzer Zeit auch die Bestimmung der β-Oxybuttersäure ausführen.

Mikromethode zur getrennten Bestimmung des Gesamtacetons und der β-Oxybuttersäure von Lublin. Die getrennte Bestimmung des Gesamtacetons und der β-Oxybuttersäure kann nach dieser Methode in einer halben Stunde ausgeführt werden.

Die Acetonkörper. 27

Prinzip: Zuerst wird das präformierte und das aus Acetessigsäure abgespaltene Aceton überdestilliert (= Gesamtaceton). Dann wird in eine zweite Vorlage das aus der β-Oxybuttersäure durch Oxydation abgespaltene Aceton aufgenommen. In jeder der beiden Vorlagen wird das Aceton als Jodoform bestimmt.

Apparatur. Auf einen Mikrokjeldahlkolben von 50 ccm Inhalt setzt man einen doppelt durchbohrten Gummistopfen; durch eine der Bohrungen wird ein kleiner Tropftrichter gesteckt, während in die andere ein Kjeldahlaufsatz eingeführt wird, der mit einem kleinen Kühler in Verbindung steht. Vor Beginn der Destillation werden 2—3 ccm Wasser in den Tropftrichter gegeben, die man bis zur unteren Öffnung des Trichters herabfließen läßt, um später bei der Oxydation der β-Oxybuttersäure ein gleichmäßiges Abtropfen zu erzielen.

Reagentien.
1. 2%ige Lösung von Kaliumbichromat in 20%iger Schwefelsäure.
2. 10%ige Essigsäure.
3. 25%ige Natronlauge.
4. n/100-Jodlösung und n/100-Thiosulfatlösung.

Ausführung. 0,5 ccm Harn (bei starkem Ausfall der Acetessigsäureproben wird 0,25 ccm, bei sehr schwachem Ausfall 1 ccm Harn verwendet) wird in den Mikrokjeldahlkolben gebracht und 25 ccm Wasser, 1 ccm 10%ige Essigsäure und eine Spur Talkum hinzugegeben. Das Kölbchen wird an den Destillationsapparat angeschlossen. Das freie Ende des Kühlers taucht in einen 200 ccm-Erlenmeyerkolben, der eine Mischung von 40 ccm Wasser, 10 ccm n/100-Jodlösung und 5 ccm 25%ige Natronlauge enthält. Man destilliert 10 Minuten mit konstanter, ziemlich kleiner Bunsenflamme. Das Gesamtaceton ist nun in die Vorlage übergegangen und kann sofort bestimmt werden. Man säuert mit einigen Kubikzentimetern 25%iger Schwefelsäure an (bis Färbung durch ausgeschiedenes Jod auftritt), gibt 3 Tropfen 1%iger Stärkelösung hinzu und titriert aus einer Mikrobürette mit n/100-Natriumthiosulfatlösung zurück. Die Zahl der gebundenen Kubikzentimeter n/100-Jodlösung gibt, multipliziert mit 0,0967, die Menge des Gesamtacetons in Milligrammen für die angewandte Harnmenge.

28 Die Untersuchung des Harns.

Zur Bestimmung der β-Oxybuttersäure legt man nach Entfernung der ersten Vorlage eine zweite vor, die 40 ccm Wasser, 15 ccm n/100-Jodlösung und 5 ccm 25%ige Natronlauge enthält. Man destilliert sofort weiter und läßt aus dem kleinen Tropftrichter 20 ccm Bichromatlösung im Laufe von 10 Minuten zutropfen. Für gleichmäßiges Zutropfen ist Sorge zu tragen; man reguliert während der ersten beiden Minuten so, daß nach wenig mehr als einer Sekunde 1 Tropfen fällt. Nach Beendigung der Destillation wird die Vorlage genau wie bei der oben beschriebenen Gesamtacetonbestimmung behandelt. 1 ccm gebundener n/100-Jodlösung entspricht 0,25 mg β-Oxybuttersäure.

Gallenfarbstoff-Bilirubin.

Die Gallenfarbstoffe sind als Abbauprodukte des Blutfarbstoffs anzusehen. Der normale Harn enthält kein Bilirubin. Unter pathologischen Verhältnissen gelangt Bilirubin, anstatt in den Darm zu fließen, in den Blutstrom und aus diesem in den Harn. Nach einigem Stehen bilden sich im Harn aus Bilirubin Biliverdin und andere Oxydationsprodukte. Oft erkennt man den Gehalt eines Harns an Gallenfarbstoffen bereits an der safrangelben, gelbbraunen oder dunkelbraunen (bierähnlichen) Farbe, die beim Stehen des Harns in grünlich übergeht. Ikterische Harne sind häufig trübe, das Sediment ist meist gefärbt; beim Schütteln bildet sich ein gelb oder gelbgrün gefärbter Schaum.

Probe nach Gmelin. Bilirubin wird zu grünem Biliverdin oxydiert.

5 ccm Salpetersäure (Mischung von 100 ccm reiner und 2 Tropfen rauchender Salpetersäure) werden vorsichtig mit dem Harn überschichtet; ein an der Berührungsstelle entstehender grüner Ring weist auf Bilirubin hin. Ist letzteres in geringen Mengen vorhanden, oder ist der Harn dunkel gefärbt, so führt man die Probe nach Huppert aus. Nach Einnehmen von Antipyrin kann ebenfalls ein grüner Ring auftreten.

Hupperts Probe (nach I. Bang). Die Probe ist empfindlich.

10 ccm Harn werden mit einigen Tropfen einer Chlorcalciumlösung und einigen Tropfen Natronlauge versetzt; der entstandene Niederschlag wird abfiltriert und ausgewaschen. Dann bringt man das Filter mit dem Niederschlag vorsichtig zusammengefaltet in ein Probierrohr und setzt 10—15 ccm Alkohol und einige

Tropfen Salzsäure, die in 10 ccm 5 Tropfen Eisenchloridlösung enthält, hinzu. Beim Durchschütteln nimmt der Alkohol bei Gegenwart von Gallenfarbstoffen, besonders nach dem Erhitzen, eine grüne Farbe an. Ist die Färbung undeutlich, so hält man zum Vergleich ein Probierrohr mit 10—15 ccm der alkoholischen Salzsäure-Eisenchloridmischung daneben.

Urobilin und Urobilinogen.

Frisch entleerter, normaler Harn enthält kein Urobilin, dagegen Spuren von farblosem Urobilinogen, das durch Licht und Luft in Urobilin übergeht. Der Nachweis übernormaler Mengen von Urobilinogen ist in diagnostischer Hinsicht gleichwertig dem des Urobilins. Die Fäulnisbakterien des Darms bilden Urobilin durch Reduktion aus den Gallenfarbstoffen. Ist durch Verschluß des Gallengangs (Ductus choledochus) der Gallenzufluß zum Darm aufgehoben, so wird Urobilin bzw. Urobilinogen im Stuhl wie im Harn völlig fehlen. Ebenso sind Stuhl und Harn der Neugeborenen frei von den beiden Stoffen, weil Fäulnisbakterien noch nicht vorhanden sind.

Ein vermehrtes Auftreten von Urobilin und Urobilinogen im Harn (Urobilinurie) findet bei Schädigung des Lebergewebes durch Gallenstauung, Infektionskrankheiten, Vergiftungen und Blutzerfall statt. Ikterus (Bilirubinurie) entsteht aus denselben Ursachen, doch ist bei geringen Schädigungen des Lebergewebes Urobilinurie wesentlich früher nachzuweisen. Diagnostisch sehr wichtig ist der Nachweis von Urobilinurie bei Scharlach und Pneumonie. Die Ausscheidung des Urobilins ist abhängig von der Nahrungszufuhr. Eine zwischen weit auseinanderliegenden Mahlzeiten gelassene Harnportion kann auch in pathologischen Fällen frei von Urobilin sein. Folglich kann nur 24 Stunden-Sammelharn zur Untersuchung Verwendung finden.

Urobilinnachweis nach Schlesinger. 10—15 ccm Harn werden mit dem gleichen Volumen einer 10%igen alkoholischen Zinkacetataufschwemmung, die vorher durchgeschüttelt wird, versetzt. Das Filtrat zeigt bei Anwesenheit von Urobilin eine grüne Fluorescenz, die vor einem schwarzen Hintergrund deutlicher zu sehen ist.

Urobilinogennachweis. Nur mit ganz frischem Harn vorzunehmen!

Reagens. Lösung von 1 g Dimethylparaminobenzaldehyd in 30 ccm Salzsäure und 25 ccm Wasser.

Zu 5 ccm Harn gibt man einige Tropfen Reagens. Wenn positiv färbt sich der Harn mehr oder weniger rot. Bei geringem (normalem) Urobilinogengehalt tritt die Färbung erst nach dem Erwärmen auf; bleibt in diesem Falle die Reaktion aus, so ist dies ebenfalls diagnostisch von Bedeutung.

Indican.

Im normalen Harn kommen Spuren (etwa 0,01—0,02 g pro mille) von Indican vor; man versteht darunter Indoxylschwefelsäure und Indoxylglucuronsäure. Das aus dem Tryptophan des Eiweißes abgespaltene Indol tritt als Gärungsprodukt im Darm auf; es ist die Muttersubstanz des Indicans. Indol wird im Darm resorbiert, zu Indoxyl oxydiert und mit Schwefelsäure zu indoxylschwefelsaurem Kalium-Indican gepaart. Der Nachweis des Indicans geschieht in folgender Weise: Durch konzentrierte Salzsäure wird das Indican wieder in Indoxyl gespalten und dieses durch Oxydationsmittel in Indigo übergeführt.

Die Menge des Indicans kann im normalen Harn bei starker Eiweißzufuhr vermehrt sein.

In pathologischen Fällen findet sich Indican stark vermehrt bei Krankheiten des Magendarmkanals, bei Darmeinklemmungen, Darmtuberkulose, Cholera und bei akuten Magenkatarrhen.

Nachweis. 1. Nach Obermayer. 30 ccm Harn werden mit 10 ccm 20% iger Bleiacetatlösung versetzt und filtriert. Zu 20 ccm des Filtrats gibt man 5 ccm Chloroform und 20 ccm rauchende Salzsäure, die im Liter 10 g Eisenchloridlösung enthält. Das gebildete Indigo färbt das Chloroform beim Schütteln blau.

2. Nach Jaffé. Der Harn wird wie bei der Probe nach Obermayer zur Entfernung von störenden Körpern mit Bleiacetat behandelt. 5 ccm des Filtrates werden mit der gleichen Menge konz. Salzsäure gemischt und nach Zusatz von 2 ccm Chloroform tropfenweise mit einer frischen 5% igen Chlorkalklösung versetzt. Beim Schütteln färbt sich das Chloroform durch größere Indicanmengen blau; normaler Harn gibt nur eine rosa oder schwache violette Färbung.

Die Zerlegung des Indicans und Oxydation des freien Indoxyl zu Indigo kann auch bereits im Organismus vor sich gehen. Entweder wird dann ein bläulich gefärbter Harn entleert, oder es bildet sich die blaue Färbung beim Stehen an der Luft. Im Sedimente können sich indigoblaue Nadeln vorfinden.

Ammoniak.

Im menschlichen Organismus ist das Ammoniak das letzte Abbauprodukt der Eiweißstoffe der Nahrung. Die Eiweißstoffe werden durch die Fermente des Magen- und Darmkanals bis zu den Aminosäuren gespalten; letztere werden desamidiert, geben also Ammoniak ab. Dieses wird zum größten Teil durch die im Blute befindliche Kohlensäure in Harnstoff verwandelt; zum kleineren Teil wird Ammoniak durch die bei der Verbrennung entstandenen Säuren als Ammoniumsalze gebunden und in dieser Form mit dem Harn ausgeschieden. Der normale 24-Stundenharn enthält zwischen 0,3—1,2 g Ammoniak, meist liegen die Werte zwischen 0,6—0,8 g. Bei eiweißreicher Nahrung wird mehr, bei vegetabilischer weniger Ammoniak ausgeschieden; nach Zufuhr fixer Alkalien sinkt die Ammoniakausscheidung, während sie nach Zufuhr anorganischer und nicht oxydierbarer organischer Säuren steigt. Die eingeführten sowie die im intermediären Stoffwechsel gebildeten Säuren (bei Diabetes mit Acidose) werden durch Ammoniak neutralisiert und die Ammoniumsalze in vermehrter Menge mit dem Harn ausgeschieden. Da die Vermehrung des Ammoniaks im Harn auf den Grad der bestehenden Acidose schließen läßt, werden bisweilen vom Arzt Ammoniakbestimmungen verlangt, die allerdings nur ein annäherndes Urteil über die Schwere der Krankheit gestatten. Seitdem in letzter Zeit einfachere Methoden zur Bestimmung der β-Oxybuttersäure bekannt geworden sind, werden zweckmäßig diese ausgeführt. Immerhin sind heute noch Ammoniakbestimmungen bei vielen Leberkrankheiten von Bedeutung; auch hier handelt es sich um eine wesentliche Vermehrung der ausgeschiedenen Ammoniakmenge.

Zur Bestimmung des Ammoniaks kommt frischer oder mit Toluol konservierter Harn in Betracht, damit Fehler infolge ammoniakalischer Gärung durch Bakterien vermieden werden (Zerfall des Harnstoffs unter Bildung von kohlensaurem Ammonium).

Die einfachste Methode zur Bestimmung des Ammoniaks im Harn ist diejenige nach Schlösing, modifiziert von Ph. Shaffer.

Prinzip: Durch Sodalösung wird aus den Ammoniumsalzen des Harns Ammoniak frei, das man von einer abgemessenen Menge n/10-Schwefelsäure adsorbieren läßt. Die überschüssige Säure wird nachher mit n/10-Natronlauge zurückgemessen; aus der Differenz wird das Ammoniak berechnet.

Ausführung. 25 ccm des filtrierten Harns gibt man in eine Schale mit flachem Boden von 15—17 cm Durchmesser, fügt 1 g Soda und reichlich NaCl hinzu; die Flüssigkeit — ebenso wie die n/10-Schwefelsäure — soll nicht höher als 2 mm stehen. Das Gemisch läßt man mindestens drei Tage bei etwa 20° unter einer dicht schließenden Glasglocke stehen, unter welcher das Ammoniak langsam von 20 ccm n/10-Schwefelsäure absorbiert wird. Dann versetzt man die angewandte Menge Säure mit 3—4 Tropfen Luteollösung und läßt n/10-Natronlauge bis zur bleibenden schwachen Gelbfärbung zutropfen. 1 ccm zur Neutralisierung des freigewordenen Ammoniaks verbrauchte n/10-Schwefelsäure zeigt 0,0017 g Ammoniak an.

Die Methode ist recht einfach, nimmt aber mehrere Tage in Anspruch. Eiweißhaltige Harne müssen durch Schütteln von 100 ccm Harn mit 1 g Citronensäure und 0,5 g Pikrinsäure vom Eiweiß befreit werden; das Filtrat wird zur Bestimmung des Ammoniaks verwendet. Die gefundenen Werte fallen oft um einige Prozente zu niedrig aus, doch genügt die Methode meist für klinische Zwecke.

Methode nach Folin. Prinzip: Ammoniak wird durch Soda bei Gegenwart von NaCl aus den Ammoniumsalzen des Harns freigemacht, durch einen kräftigen Luftstrom ausgetrieben und in n/10-Schwefelsäure aufgefangen.

Bei Einhaltung der nachstehenden Vorschrift gibt die Folinsche Methode genaue Werte: 25 ccm des filtrierten Harns werden in einen Glaszylinder von 35—45 cm Höhe und 5 cm Durchmesser gegeben und 10 g Kochsalz, 10 ccm Toluol und zuletzt 1 g Natr. carb. sicc. hinzugefügt. Durch das Gemisch wird 2 Stunden lang ein kräftiger Luftstrom durchgeleitet und das ausgetriebene Ammoniak in n/10-Schwefelsäure aufgefangen, die sich in zwei Glaszylindern von gleicher Größe wie der oben beschriebene befindet; jeder dieser Zylinder enthält 20 ccm n/10-Schwefelsäure und so viel Wasser, daß die Höhe der Flüssigkeit 7—8 cm beträgt. Die in den Harn eintretende Luft wird vorher durch konzentrierte

Schwefelsäure geleitet. Schließlich wird der Überschuß an n/10-Schwefelsäure nach Zusatz von einigen Tropfen Luteollösung mit n/10-Alkalilauge zurückgemessen. 1 ccm verbrauchte n/10-Schwefelsäure = 0,0017 g Ammoniak.

Zu beachten ist, daß genügend hohe Zylinder verwendet werden, damit ein kräftiger Luftstrom durchgeleitet werden kann. Es wurde beobachtet, daß bei schwach laufender Saugpumpe selbst nach 4 Stunden noch nicht sämtliches Ammoniak ausgetrieben war. Wenn die Temperatur im Untersuchungsraum weniger als 20° beträgt, dann ist der den Harn enthaltende Zylinder in Wasser von 20—25° einzustellen.

Harnstoff.

Harnstoff ist das wichtigste der Endprodukte des Eiweißstoffwechsels. Die Aminosäuren, die Zersetzungsprodukte der Eiweißstoffe, werden durch Oxydation in Wasser, Kohlensäure und Ammoniak zerlegt. Die beiden letzteren bilden carbaminsaures Ammonium; aus diesem entsteht durch Zersetzung oder Wasseraustritt Ammoniumcarbonat und Harnstoff.

$$CO<^{ONH_4}_{NH_2} - H_2O = CO<^{NH_2}_{NH_2}$$

$$2\,CO<^{O-NH_4}_{NH_2} = CO<^{NH_2}_{NH_2} + CO<^{O-NH_4}_{O-NH_4}$$

Die Menge des Harnstoffs beträgt rund 84% (zwischen 60—95%) des gesamten Harnstickstoffs; im normalen Harn sind etwa 2% enthalten. Bei schweren Schädigungen der Leber (Hauptbildungsstätte) kann die Stickstoffverteilung eine abnorme sein, so daß dann die Harnstoffmenge nur 15% und weniger des Gesamt-N ausmacht; bei starkem Zerfall von Organeiweiß (Fieber, Diabetes mellitus) werden oft abnorm große Mengen Harnstoff ausgeschieden. Im allgemeinen wird aber der im Urin ausgeschiedene Gesamtstickstoff als Maß für den Eiweißumsatz betrachtet, so daß spezielle Harnstoffbestimmungen seltener verlangt werden.

Die quantitative Bestimmung des Harnstoffs wird mit der 24stündigen Harnmenge ausgeführt.

Bestimmung mittels Xanthydrol (nach I. Bang). Bei der Einwirkung von Xanthydrol auf Harnstoff bildet sich unter Abscheidung von Wasser schwerlöslicher Dixanthylharnstoff.

Reagens: 10%ige Lösung von Xanthydrol (Kahlbaum) in absolutem Methylalkohol.

10 ccm 10fach verdünnten Harns werden mit 35 ccm Eisessig versetzt. Zu diesem Gemisch fügt man 5 ccm der Xanthydrollösung, und zwar je 1 ccm in Abständen von 10 Minuten; nach Zusatz jedes Kubikzentimeters wird das Gemisch umgeschwenkt. Eine Stunde nach dem letzten Zusatz wird der gebildete Niederschlag durch ein aschefreies Filter abfiltriert, mehrfach mit absolutem Methylalkohol nachgewaschen, einige Minuten im Trockenschrank getrocknet und dann gewogen. Die Menge des gefundenen Dixanthylharnstoffs ergibt mit 142,86 multipliziert die Menge des Harnstoffs in einem Liter Harn.

Volumetrische Bestimmung des Harnstoffs.

Mit besonderen Apparaten (Ureometer, Azotometer) kann man die volumetrische Bestimmung des Harnstoffs in kurzer Zeit ausführen. Dabei wird der Stickstoff mit Hilfe von Bromlauge freigesetzt. Die Apparate von Jolle, Lunge, Ambard, Gade und Bouriez arbeiten nach diesem Prinzip.

Genaue Werte können zwar nicht erhalten werden, doch ist die einfache volumetrische Bestimmung oft für klinische Zwecke ausreichend. Es ist ratsam, jede neue Bromlauge unter Verwendung einer genau hergestellten 1%igen Harnstofflösung zu prüfen.

Harnsäure.

Die im Harn ausgeschiedene Harnsäure entsteht durch den Zerfall der Nucleinsubstanzen (Purine). Durch die in der Nahrung zugeführten Purine (z. B. Leber, Milz, Nieren, Pilze usw.) wird sogenannte exogene Harnsäure gebildet, durch Zerfall der dem Organismus eigenen Purine entsteht endogene Harnsäure.

Bei purinfreier Nahrung kann nur endogene Harnsäure im Harn auftreten, und zwar 0,2—0,6 g pro die; bei gewöhnlicher gemischter Nahrung werden insgesamt (Summe der endogenen und exogenen Harnsäure) 0,5—0,8 g pro die ausgeschieden. Die Bestimmung der Harnsäure hat nur dann Zweck, wenn man den Puringehalt der Nahrung ungefähr kennt. Die endogene Harnsäuremenge (Umsatz der aus dem Organismus selbst stammenden Nucleinsubstanzen) bestimmt man nach purinarmer Kost; diese besteht aus Milch, Eiern, Käse, Brot.

Stark vermehrte Harnsäureausscheidung tritt auf bei Leukämie und Pneumonie, wo zahlreiche Zellkerne im Organismus zerfallen.

Die Bestimmung der Harnsäureausscheidung im Harn bei Gicht hat diagnostisch keine Bedeutung.

Im normalen Harn findet sich Harnsäure meist als saures Natriumurat, in kleinen Mengen als freie Harnsäure; bei bakterieller Gärung bildet sich das Ammoniumsalz. Ein Harnsäuresediment besagt gar nichts; es kann in harnsäurereichen Harnen ein solches fehlen, andererseits kann in harnsäurearmen Harnen ein Sediment vorhanden sein, wenn die Acidität des Urins beträchtlich ist.

In konzentrierten Harnen, nach Fieber sowie nach starkem Schwitzen, findet sich oft ein aus gelbroten Uraten bestehendes Ziegelmehlsediment, das sich beim Erwärmen löst.

Freie, ausgefallene Harnsäure wird mikroskopisch leicht erkannt.

Qualitativer Nachweis. Eine Probe des Bodensatzes wird mit einigen Tropfen Salpetersäure versetzt und in einem Porzellanschälchen langsam zur Trockne verdampft. Der zurückgebliebene Fleck färbt sich nach Zusatz von wenig Ammoniak purpurrot, wenn Harnsäure vorhanden ist; beim Erwärmen verschwindet die Farbe.

Quantitative Bestimmung nach Gowland-Hopkins. Zur Untersuchung gelangt eine Durchschnittsprobe der 24stündigen, eiweißfreien Harnmenge. Bereits ausgefallene Harnsäure ist durch Zusatz von ganz wenig Lauge unter Erwärmen zu lösen.

100 ccm Harn werden mit 30 g eisenfreiem Chlorammonium gesättigt und die Mischung unter gelegentlichem Umschütteln 2 Stunden stehen gelassen. Dann wird filtriert und der Niederschlag durch Auswaschen mit einer gesättigten Lösung von Ammoniumsulfat von dem Ammoniumchlorid befreit. Nach dem Auswaschen sticht man das Filter durch und spült mit heißem Wasser aus einer Spritzflasche in ein Becherglas. Durch Zugabe von einigen Tropfen Sodalösung wird der Niederschlag gelöst. Nach dem Abkühlen ergänzt man mit Wasser auf 100 ccm und setzt 20 g konz. Schwefelsäure hinzu. Die heiße Lösung wird sofort mit Kaliumpermanganat (1,578 g auf 1000 ccm Wasser) titriert, bis die rote Farbe einige Sekunden bestehen bleibt. 1 ccm verbrauchter Permanganatlösung entspricht 0,00375 g Harnsäure.

36   Die Untersuchung des Harns.

Bestimmung mit Ruhemanns Urikometer (Hersteller: Meyer, Petri & Holland, Ilmenau). Der Bindewert der Harnsäure mit Jod im sauren Urin wird ermittelt. Eine Gebrauchsanweisung liegt dem Apparat bei. Größere Mengen von Eiweiß, Blut und Eiter sind durch Koagulation in der Hitze zu entfernen. Nach dem Genuß von Aspirin und Salicylpräparaten sowie von jodhaltigen Medikamenten werden unrichtige Werte gefunden; bei Anwesenheit von Acetessigsäure, die in saurer Lösung ebenfalls Jod bindet, kommt die Methode nicht in Betracht. Für genaue Untersuchungen eignet sich der Apparat nicht, doch ist er zur Anstellung einer Vorprobe brauchbar. In wenigen Minuten kann man nämlich feststellen, ob der Harnsäurewert erhöht oder erniedrigt ist, so daß man sich bei normalem Befund die umständliche quantitative Bestimmung ersparen kann.

Gesamtstickstoff.

Im Mittel entfallen von dem Stickstoff des Harns 84% (je nach der Ernährung 60—95%) auf den Harnstoff; von anderen stickstoffhaltigen Substanzen treten auf: Harnsäure, Eiweiß, Ammoniak, Hippursäure, Purinbasen u. a. Wenn man den Gesamtstickstoff kennt, kann man, sofern eine normale Stickstoffverteilung vorliegt, die Harnstoffausscheidung annähernd berechnen; 14 g Stickstoff entsprechen 30 g Harnstoff. Diese Art der Berechnung kommt nicht in Frage bei akuter Leberatrophie, wo die Harnstoffmenge stark vermindert ist, sowie bei Acidose, wo größere Mengen von Ammoniak ausgeschieden werden. Die Tagesmenge des ausgeschiedenen Gesamtstickstoffes beträgt beim gesunden Menschen bei gewöhnlicher gemischter Kost 10—15 g; dies entspricht etwa einem Gehalt von 0,7—1,1% Stickstoff.

Bestimmung des Gesamtstickstoffs nach Kjeldahl. Prinzip. Die organischen Substanzen werden durch Erhitzen mit konz. Schwefelsäure zerstört und der Stickstoff in Ammoniak verwandelt; zur Erhöhung des Siedepunktes der Schwefelsäure, um die Oxydation der organischen Substanz zu beschleunigen, setzt man etwas Kaliumsulfat und eine kleine Menge Kupfersulfat als Katalysator hinzu. Die Oxydation ist unter dem Abzug vorzunehmen. Das Ammoniak wird nach Übersättigung der

Lösung mit Alkali abdestilliert und in einem gemessenen Volumen n/10-Schwefelsäure aufgefangen; die überschüssige Säure wird zurücktitriert.

Ausführung. 5 ccm Harn werden in einem 750 ccm fassenden Kolben aus Hartglas, dessen Hals etwa 15 cm lang sein muß, mit einer Messerspitze kryst. Kupfersulfat, 5 g kryst. Kaliumsulfat und 5 ccm konz. reiner Schwefelsäure versetzt. Das Gemisch wird auf einem Drahtnetz unter dem Abzug (anfangs vorsichtig) einige Zeit erhitzt; durch Schwenken bringt man an den Wänden anhaftende unverbrannte Teilchen in die Flüssigkeit. Nach etwa einer Stunde, wenn die Flüssigkeit klar und farblos oder grünlich erscheint, ist die Oxydation beendet. Nach dem Erkalten verdünnt man vorsichtig mit 200 ccm destilliertem Wasser und gibt etwas Talkum zu, um später beim Erhitzen Stoßen zu vermeiden. Dann fügt man 70 ccm 33%iger Natronlauge hinzu, bringt einen Kjeldahlaufsatz auf den Kolben und verbindet sofort mit einem Liebigschen Kühler. Um das übergehende Ammoniak aufzufangen, hat man vorher schon einen 400—500 ccm fassenden Vorlagekolben bereitgestellt, in den 100 ccm n/10-Schwefelsäure und einige Tropfen Cochenilletinktur gegeben wurden. Statt Cochenilletinktur kann auch 0,1%ige alkoholische Methylrotlösung verwendet werden. Die Spitze des Destillationsrohres soll 3—4 cm über der Titriersäure münden. Es wird etwa die Hälfte der Flüssigkeit überdestilliert. Dann titriert man die vorgelegte n/10-Schwefelsäure gegen n/10-Natronlauge zurück. Mit 1,404 multipliziert gibt die Differenz die in den angewandten 5 ccm Harn enthaltene Stickstoffmenge in Milligrammen an. Man berechnet die Stickstoffmenge im Liter.

Mikrokjeldahlverfahren nach Pincussen. Das Prinzip ist das gleiche wie bei dem vorher beschriebenen Verfahren. Es wird nur mit kleineren Mengen gearbeitet und dadurch an Zeit und an Reagentien gespart. Die Methode ist noch deshalb empfehlenswert, weil mit derselben Apparatur die Reststickstoffbestimmung des Blutes ausgeführt werden kann.

Apparatur. Auf einen Mikrokjeldahlkolben von etwa 75 ccm Inhalt wird ein doppelt durchbohrter Gummistopfen aufgesetzt. Durch das eine Loch wird ein bis fast auf den Boden reichendes Glasrohr gesteckt, welches oben in einen Trichter ausgeweitet ist. Durch die andere Öffnung führt man einen Kjeldahlaufsatz ein, der nach oben durch ein zweimal rechtwinklig gebogenes Glasrohr verlängert ist. Dieses ist mit einem kurzen Kühler verbunden. Als Vorlage dient ein Standgefäß oder ein großes Probierrohr mit doppelt durchbohrtem Stopfen. Durch die eine Öffnung bis zum Boden geht ein Glasrohr, das mit dem Kühlrohr durch ein Stück Gummischlauch dicht verbunden ist. In die andere Öffnung führt man ein kurzes, rechtwinklig gebogenes Rohr, das mit der Wasserstrahlpumpe verbunden wird (Abb. 2).

Reagentien: 1. NH_3-freie konz. Schwefelsäure.
2. 10%ige Kupfersulfatlösung.
3. 33%ige ammoniakfreie Natronlauge.
4. n/50-Schwefelsäure und n/50-Natronlauge, durch Verdünnen aus n/10-Lösungen bereitet.

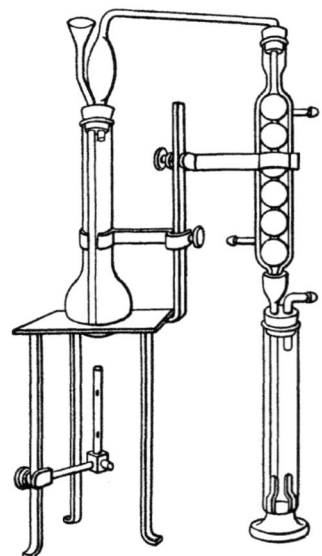

Abb. 2. Mikrokjeldahlverfahren zur Bestimmung des Gesamtstickstoffs.

Ausführung. Der Harn wird auf das 10fache verdünnt und 1 ccm der verdünnten Lösung in den Mikrokjeldahlkolben gebracht. Dann gibt man 1 ccm konz. Schwefelsäure und 0,3 ccm Kupfersulfatlösung hinzu. Die Mischung wird solange auf freier Flamme unter dem Abzug erhitzt, bis die dunkle Färbung in eine hellgrüne bis weißliche übergegangen ist; unnötig langes Erhitzen ist zu vermeiden. Nach dem Abkühlen verdünnt man mit 20 ccm dest. Wasser, wobei die Färbung bläulich klar sein muß, und schließt den Kolben an den beschriebenen Apparat an. In die Vorlage werden 5 ccm n/50-Schwefelsäure gebracht. Es wird nun nach Anstellung der Wasserkühlung ein schwacher Luftstrom durch den Apparat gesaugt, durch den Trichter 4 ccm Natronlauge in den Destillierkolben gegeben und die bläulich getrübte Mischung zum regelmäßigen Sieden gebracht (tritt auf Zusatz der Lauge keine bläuliche Trübung ein, so ist noch etwas Lauge nachzugeben). Während der Destillation wird die Luftdurchsaugung verstärkt; es soll stets so viel Flüssigkeit im Kolben vorhanden sein, daß das Trichterrohr noch eintaucht.

Nach 15 Minuten ist die Destillation beendet; die Vorlage wird abgenommen und das eintauchende Rohr mit wenig Wasser innen und außen abgespült. Aus einer Mikrobürette titriert man mit n/50-Natronlauge (2 Tropfen Methylrotlösung als Indicator) bis zum Umschlag in gelb. Man ermittelt die Gesamtmenge Milligramm Stickstoff in dem untersuchten 0,1 ccm Harn durch Multiplikation der Differenz zwischen der angewandten Schwefelsäure und der beim Titrieren verbrauchten Natronlauge mit 0,28. Es wird die Anzahl Gramm Stickstoff in 100 ccm Harn berechnet.

Außerdem ist in der gleichen Weise eine Leerbestimmung auszuführen, bei der statt Harn nur die entsprechende Menge Wasser zugegeben wird. Die bei diesem Versuch ermittelte Ammoniakmenge, die eventuell in den Reagentien enthalten ist, bringt man bei der Berechnung des Stickstoffgehaltes beim Vollversuch in Abzug.

In dem Untersuchungsraum dürfen keine Ammoniakdämpfe vorhanden sein.

Chloride.

Das im Harn enthaltene Chlor wird gewöhnlich als Kochsalz berechnet. Im Durchschnitt werden bei gemischter Kost 10—15 g Kochsalz in 24 Stunden ausgeschieden. Bei kochsalzarmer Kost und bei fieberhaften Zuständen, besonders bei Pneumonie, ist der Kochsalzgehalt des Harns vermindert; in der Rekonvaleszenz und bei der Resorption von Ergüssen und Exsudaten ist er vermehrt.

Wenn man sich überzeugen will, ob eine verordnete Diät eingehalten wird, ist die Bestimmung des Kochsalzgehaltes im Harn von Bedeutung.

Titration nach Volhard, modifiziert nach Arnold-Salkowsky. Die Bestimmung wird nur mit eiweißfreiem Harn durchgeführt.

Prinzip. Das Chlorion wird bei saurer Reaktion mit einem abgemessenen Überschuß an Silbernitrat ausgefällt und das überschüssige Silber mit Ammoniumrhodanidlösung zurücktitriert. Durch Bildung blutroten Eisenrhodanides (Indicator Ferriammoniumsulfat) wird das Ende der Rücktitration angezeigt.

Die Untersuchung des Harns.

Reagentien.
1. n/10-Silbernitratlösung.
2. n/10-Ammoniumrhodanidlösung.
3. Kalt gesättigte Lösung von Ferriammoniumsulfat, mit konz. Salpetersäure bis zum Verschwinden der Braunfärbung versetzt.
4. 30%ige Salpetersäure, chlor- und salpetrigsäurefrei.
5. Kaliumpermanganatlösung 1:30.

Ausführung. 10 ccm Harn werden in einem 100 ccm-Meßkölbchen mit 3—4 ccm der 30%igen Salpetersäure versetzt; bei starker Eigenfarbe werden noch einige Tropfen Kaliumpermanganatlösung (1:30) hinzugegeben, worauf die Färbung nach wenigen Minuten bei leichtem Schütteln oder schwacher Erwärmung verschwindet. Dann gibt man aus einer Bürette solange n/10-Silbernitratlösung hinzu, bis der einfallende Tropfen am Rand keine Fällung mehr gibt, dann setzt man noch einen kleinen Überschuß hinzu; meist genügen 30 ccm. Jetzt wird bis zur Marke 100 mit destilliertem Wasser aufgefüllt; nach dem Umschütteln filtriert man durch ein trockenes Faltenfilter. 50 ccm des Filtrates werden in ein Becherglas gebracht und nach Zugabe von 2—4 ccm Ferriammoniumsulfatlösung mit n/10-Rhodanammoniumlösung bis zur schwachen aber bleibenden Rotfärbung titriert.

Berechnung. Da nur die Hälfte des Ausgangsvolumens zur Bestimmung verwendet wurde, werden die verbrauchten Kubikzentimeter Rhodanlösung mit 2 multipliziert; die erhaltene Zahl zieht man von der Anzahl der zugesetzten Kubikzentimeter der Silbernitratlösung ab (der Faktor der Rhodanidlösung ist zu berücksichtigen). Die Differenz der Silberlösung ist an Chlor gebunden. 1 ccm der n/10-Silberlösung entspricht 0,00355 g Chlor oder 0,00585 g Kochsalz. Multipliziert man die Differenz der Silberlösung mit 0,00585, so ergibt sich der Gehalt an Kochsalz in 10 ccm Harn.

Ist der Harn eiweißhaltig, so muß eine Veraschung ausgeführt werden. 10 ccm Harn werden mit 1 g chlorfreier Soda und 2—4 g reinem Salpeter in einer Platinschale erwärmt, indem man vorsichtig von der Seite her zu erhitzen beginnt; man erhitzt langsam bis zum Schmelzen und bis zur Entfernung der Kohle. Die Schmelze wird nach dem Erkalten in Wasser gelöst. Diese Lösung wird mit Salpetersäure angesäuert und in der oben beschriebenen Weise titriert.

Untersuchung der Harnsedimente.

Allgemeines.

Zur Untersuchung der im Harne aufgeschwemmten, geformten Bestandteile sammelt man diese durch Absetzenlassen oder besser durch Ausschleudern. Durch beide Methoden wird die Hauptmenge der geformten Stoffe als Bodensatz abgeschieden. Bei Anwendung der Zentrifuge nimmt die Menge des Sedimentes nach drei Minuten nicht mehr zu (2000—3000 Umdrehungen in der Minute); läßt man einfach in einem Spitzglase absetzen, so ist der Sedimentierungsvorgang erst nach 24 Stunden völlig beendet. Man gibt meist dem Zentrifugieren den Vorzug, weil beim Stehenlassen des Harns Zersetzungen und Verwandlungen der ursprünglichen Bestandteile vor sich gehen können; es kann aber auch durch die Schleuderkraft der Zentrifuge eine Veränderung der feinen Strukturen organisierter Teile stattfinden. Wird im Spitzglase sedimentiert, so setzt man dem Harn zur Konservierung einen Krystall Thymol zu; nach etwa 12 Stunden kann man die Untersuchung des Sedimentes vornehmen.

Zum Zentrifugieren kann man eine Hand- oder eine Elektrizitätszentrifuge benützen. Stets füllt man gleiche Flüssigkeitsmengen in alle Zentrifugengläser, um einen gleichmäßigen Gang des Apparates zu erreichen. Fällt nur ein sehr spärliches Sediment aus, so gießt man die überstehende Flüssigkeit nach dem Zentrifugieren ab und zentrifugiert nach erneutem Zusatz von Harn noch 2—3 mal. Das Zentrifugensediment ist viel dichter als das durch Absetzenlassen entstandene Sediment. Man wird bei der mikroskopischen Untersuchung mehr Cylinder, Leukocyten usw. in dem Gesichtsfeld vorfinden als beim einfachen Sedimentieren. Gibt man im Analysenprotokoll z. B. an: „Bei 145facher Vergrößerung wurden 2—3 Cylinder im Gesichtsfeld gefunden", so ist hinzuzufügen, ob das Sediment durch Absetzenlassen oder durch Ausschleudern gewonnen wurde.

Bereits die makroskopische Betrachtung des Sedimentes im Spitzglase oder Zentrifugengläschen gibt bisweilen Hinweise.

Reichliches gelbrotes Sediment = Urate.

Schneeweiße Farbe = Epithelien oder Phosphate.

Graue Färbung = Eiter.

Rotes Sediment = Blut.

Ist der Harn nach dem Zentrifugieren noch stark getrübt, so kommt Bakterien- oder Fettgehalt in Frage.

Von dem durch Zentrifugieren erhaltenen Sediment wird die überstehende Flüssigkeit rasch abgeschüttet, wobei man das Gläschen 3—4 Sekunden umgekehrt hält; mittels einer Pipette bringt man eine kleine Menge des Sedimentes auf den Objektträger, so daß die Flüssigkeit beim Bedecken mit einem Deckglase an dessen Seiten nicht merklich hervorquillt.

Das durch Absetzenlassen gewonnene Sediment haftet nicht so fest am Boden des Spitzglases, so daß das rasche Abgießen der Flüssigkeit nicht angebracht ist. In diesem Falle taucht man eine oben mit dem Finger zugehaltene Pipette bis auf den Boden des Spitzglases, entfernt kurz den Finger von der Öffnung der Pipette, so daß etwas Bodensatz aufsteigt, und nimmt dann die sofort wieder mit dem Finger verschlossene Pipette aus dem Harn.

Zuerst sucht man bei etwa 100facher Vergrößerung das Präparat ab, um einen Überblick zu gewinnen. Die meisten der vorhandenen festen Bestandteile lassen sich schon jetzt erkennen. Dann erst wendet man etwa 300—350fache Vergrößerung an. Sind z. B. nur ganz vereinzelt Cylinder vorhanden, so können diese dem Nachweis entgehen, wenn man nicht zuerst mit schwacher Vergrößerung beobachtet.

Organisierte Sedimente.
Rote Blutkörperchen (Erythrocyten).

Wenn bei der chemischen Untersuchung des Harns Blutfarbstoff gefunden wird, so entscheidet oft erst die mikroskopische Untersuchung, ob eine Hämaturie oder eine Hämoglobinurie vorliegt. Hämaturie wird durch den mikroskopischen Nachweis der roten Blutkörperchen erkannt.

Die Anwesenheit roter Blutkörperchen deutet fast stets auf einen pathologischen Zustand hin, selbst wenn diese nur in ganz geringer Zahl gefunden werden. Doch ist bei Katheterharn zu beachten, daß auch bei vorsichtiger Einführung des Instrumentes eine leichte Blutung stattfinden kann. Im Harn von Frauen kann zur Zeit der Menstruation Blut beigemengt sein.

Rote Blutkörperchen zeigen oft die Form kreisrunder, schwachgelblich gefärbter Scheiben mit dickerem Rande; von der Seite gesehen haben sie biskuitähnliche Form. Dieses normale Aussehen

Organisierte Sedimente.

haben die Erythrocyten nur im frischen sauren Harn; durch Einwirkung der Harnsalze und des Wassers treten nach einiger Zeit Veränderungen ein. Die roten Blutkörperchen quellen auf oder schrumpfen, erscheinen dann größer oder kleiner und nehmen, wenn die osmotische Konzentration des Harns dem Blute gegenüber hypertonisch ist, zackige, sog. ,,Stechapfelform" an. Der Urin entzieht den Blutkörperchen langsam den Farbstoff, bis diese gänzlich ausgelaugt sind und nur noch als farblose Blutschatten in Gestalt eines einfachen oder doppelten Ringes erscheinen. Diese zarten Ringe können von Ungeübten leicht übersehen werden.

Geldrollenartige Anordnung der roten Blutkörperchen wird im Harnsediment nur äußerst selten zu beobachten sein. Dagegen können sich Erythrocyten zu cylinderähnlichen Gebilden vereinigen (verkleben), oder sie können sich auf Nierencylindern absetzen.

Im alkalischen Harn erfolgt bald Auflösung der roten Blutkörperchen; auch durch verdünnte Essigsäure werden sie zum Verschwinden gebracht. Wenn bei starken Blutungen das ganze Gesichtsfeld mit Erythrocyten bedeckt ist, wird man zweckmäßig ein Tröpfchen verdünnte Essigsäure unter das Deckglas fließen lassen, damit nach teilweiser Auflösung der Erythrocyten eventuell noch vorhandene geformte Beimengungen sichtbar werden. Abgesehen von dem Aussehen ist die Menge der Erythrocyten und der Zeitpunkt ihres Auftretens im Harn zu beachten. Bei Anwesenheit von Steinen in den Harnwegen kommen regelmäßig in jedem Sediment einige rote Blutkörperchen vor. Sonstige Formelemente werden bei der Steinkrankheit meist nicht gefunden.

Ist außerdem Eiter vorhanden (Leukocyten in größerer Zahl), so kann Cystitis (Blasenkatarrh) oder Pyelitis (eitrige Entzündung des Nierenbeckens) vorliegen. Treten im Harn bisweilen größere Blutmengen auf, während in der Zwischenzeit Blut nicht nachweisbar ist, so kann man an eine Geschwulst denken. Findet man weiße und rote Blutkörperchen in größerer Zahl in Flocken vermengt, so kann es sich um Tuberkulose handeln.

Weiße Blutkörperchen (Leukocyten).

Während das Auftreten von vereinzelten Erythrocyten im Harnsediment fast stets auf einen krankhaften Zustand hinweist, kommt eine spärliche Zahl von Leukocyten in jedem normalen Harn vor; bei schwacher Vergrößerung wird man gewöhnlich im Sediment in jedem Gesichtsfeld 1—3 Leukocyten antreffen. Ist dagegen die Menge der weißen Blutkörperchen vermehrt, so können Entzündungen der Genitalien, Katarrhe der Blase und Harnleiter oder Nierenkrankheiten die Ursache sein. Reichliches Auftreten von Leukocyten findet man auch im Harn von Frauen, welche an Fluor leiden. Treten die weißen Blutkörperchen in sehr großer Zahl auf, oft zu Häufchen zusammengeballt, so pflegt man dies als Eiter zu bezeichnen.

Leukocyten sind rundliche, blasse, fein gekörnte Gebilde, deren Kern nach Zusatz von Essigsäure sichtbar wird. Sie sind etwa doppelt so groß wie die Erythrocyten. Zur Unterscheidung von den manchmal nur wenig größeren Nierenepithelien läßt man etwas Lugolsche Lösung unter das Deckgläschen fließen: die glykogenhaltigen Leukocyten werden dann mahagonibraun, die Nierenepithelien dagegen nur schwachgelb gefärbt.

Im alkalischen Harn quellen die weißen Blutkörperchen auf und die scharfe Begrenzung verschwindet. Sind die Leukocyten so stark verändert, daß sie nicht mehr mit Sicherheit als solche erkannt werden können, so kann man außer der bereits früher unter „Eiter" besprochenen Probe von Donné die Probe von Vitali ausführen: Die Eiterzellen enthalten ein oxydierendes Ferment, das bei ihrer Lösung frei wird und die Quajakonsäure in Quajakblau überführt. Das saure (eventuell angesäuerte) Sediment wird mit einigen Kubikzentimetern Quajaktinktur versetzt. Wenn Eiter vorhanden ist, tritt Blaufärbung ein.

Die Eiweißreaktionen fallen mit Eiterharnen gewöhnlich positiv aus. Will man feststellen, ob es sich bei dem im Harn gefundenen Eiweiß nur um Eiterserum handelt oder ob auch Eiweiß des Blutserums vorhanden ist, so nimmt man die Transparenzbestimmung nach Posner vor.

Durch Aufgießen des Urins in ein mit planer Bodenfläche versehenes Becherglas bestimmt man die Höhe, in der bei hellem Tageslicht die unter das Glas gebrachte große Druckschrift völlig verschwindet. Diese Höhe der Flüssigkeitsschicht wird gemessen und die gefundene Zahl heißt die Transparenz. Es entsprechen 1 cm etwa 50000, 2 cm 20000, 3 cm 10000, 4 cm 5000, 5 cm 2000 Leukocyten im Kubikmillimeter Harn. Sind mehr als $^1/_5$—$^1/_4$°/₀₀ Eiweiß auf 15—20000 Leukocyten im Kubikmillimeter vorhanden, so ist renale Albuminurie anzunehmen. Wenn die

Organisierte Sedimente. 45

Trübung des Harns außer durch Leukocyten noch durch andere Stoffe (Salze, Bakterien) bedingt ist, wird der mikroskopische Nachweis von Cylindern und Nierenepithelien für die Diagnose ausschlaggebend sein.

Bei Blasenkatarrh wird trüber, bakterienreicher Eiterharn entleert, der oft sofort oder nach kurzem Stehen alkalisch reagiert. Der Gehalt an Eiweiß entspricht ungefähr dem Eitergehalt. Dagegen wird bei der eitrigen Entzündung des Nierenbeckens (Pyelitis) gewöhnlich ein viel größerer Eiweißgehalt gefunden, und die Reaktion des Harns ist sauer. Mikroskopisch lassen sich dann neben den Leukocyten noch Erythrocyten, Nierenepithelien und Harncylinder nachweisen.

Bei der Entzündung der Scheide (Vaginitis) werden neben den Eiterzellen zahlreiche Plattenepithelien und Schleim gefunden; bereits makroskopisch sieht man weiße Flocken im Harn, in denen diese Beimengungen enthalten sind.

Epithelien.

Die Epithelien lassen sich nach dem Ort ihrer Herkunft in drei Kategorien einteilen:
1. Epithelien der ableitenden Harnwege.
2. Nierenepithelien.
3. Epithelien aus den Genitalien (Präputium, Vagina, Vulva).

Die Form der Epithelien kann plattenförmig, rund oder keilförmig bzw. geschwänzt sein. Woher nun eine im Sediment auftretende Epithelform gerade stammt, läßt sich manchmal schwer, bisweilen überhaupt nicht entscheiden.

Die Nieren und Harnwege sind mit einem aus drei Schichten bestehenden System von Epithelien ausgekleidet. Die erste Schicht bilden Plattenepithelien (Pflasterepithelien), die einen großen Kern besitzen. Darunter folgt eine aus keilförmigen bzw. geschwänzten Zellen bestehende mittlere Schicht. Die dritte Schicht ist aus runden oder eiförmigen Zellen mit großen Kernen zusammengesetzt.

Plattenepithelien kommen vereinzelt auch im normalen Harn vor; erst bei reichlichem Auftreten derselben ist ein krankhafter Zustand anzunehmen. Im normalen Harn von Frauen können diese Zellen in großer Zahl vorhanden sein. Die polygonalen oder an den Ecken abgerundeten Plattenepithelien besitzen, wenn sie aus der Scheide stammen, einen mäßig großen Kern und ein helles Plasma. Stammen sie aus der Blase her, so ist ein ziemlich großer Kern wahrnehmbar, gelegentlich sind auch 2 oder 3 Kerne vorhanden; das Plasma ist im Gegensatz zu den Epithelien der Scheide ziemlich grobgekörnt. Die Plattenepithelien der Blase treten einzeln auf, während die Epithelien der Scheide oft in Haufen vorkommen; manchmal liegen dann mehrere Schichten aneinander.

Keulenförmige oder geschwänzte Epithelien mit großem Kern können aus Nierenbecken, Harnleitern oder Harnblase herrühren. Man ist davon abgekommen, diese Zellen, wie es früher üblich war, als Nierenbeckenepithelien zu bezeichnen, weil eine Unterscheidung der aus Nierenbecken und Harnwegen stammenden Epithelien nicht möglich ist; beide Arten besitzen dieselben Formen.

Der Nachweis der Epithelien der Nierenkanälchen ist diagnostisch von hoher Bedeutung. Die Nierenepithelien haben eine vieleckige oder rundliche Gestalt, das Plasma ist feingekörnt und oft fettig degeneriert. Häufig ist das ganze Gebilde mit feinen Fettkügelchen bedeckt, so daß der vorhandene große Kern nicht mehr wahrnehmbar ist. Meist sind die Nierenepithelien doppelt so groß wie die weißen Blutkörperchen; bisweilen kann der Unterschied hinsichtlich der Größe so gering sein, daß erstere, besonders, wenn sie rundliche Form aufweisen, nicht auf den ersten Blick erkannt werden. Man beachte dann, daß die Nierenepithelien scharfe Konturen und einen undeutlichen, großen Kern besitzen. Ganz ähnliche Zellen können aber auch aus der untersten Epithelschicht der harnableitenden Wege herrühren. Der renale Ursprung solcher Zellen ist sicher, wenn noch Cylinder, denen derartige Epithelien aufgelagert sind, oder Epithelschläuche nachgewiesen werden. Letzteres sind zylindrische Gebilde, die aus aneinandergelagerten Nierenepithelien bestehen. Das Vorkommen von Epithelcylindern oder Schläuchen sichert selbst dann den renalen Ursprung, wenn durch Quellung oder Schrumpfung eine Veränderung der charakteristischen Form der Nierenepithelien eingetreten ist.

Durch die Einwirkung des Harns, besonders bei alkalischer Reaktion, können Degenerationserscheinungen bei den verschiedenen Epithelformen auftreten. Die Zellen quellen auf, die Kerne werden undeutlich, das Protoplasma kann Vakuolen enthalten. Im Zweifelsfalle färbt man durch Zusatz von einem Tropfen wässeriger

Fuchsin- oder Methylviolettlösung zu einem Tropfen des Sedimentes.

Eiweißkörnchen.

Eiweißkörnchen (Epitheldetritus) sind die körnigen Überreste zerfallener Nierenepithelien. Es sind kleine, farblose Körnchen, die einzeln oder in Haufen liegen; sie können Epithelien und Cylindern aufgelagert sein. Zur Unterscheidung von einem Phosphatsediment, Uraten und Bakterien beachte man:
1. Phosphate werden durch verdünnte Essigsäure gelöst.
2. Urate lösen sich beim Erwärmen.
3. Bakterien sind beweglich und leicht färbbar.

Alle diese Eigenschaften besitzen die Eiweißkörnchen nicht; auch werden bei ihrer Anwesenheit stets Eiweiß und Harncylinder nachzuweisen sein. Man findet Epitheldetritus bei chronischer Nierenerkrankung.

Harncylinder.

Harncylinder wurden erstmals im Jahre 1844 von Henle gefunden. Es sind dies walzenförmige Gebilde von wechselnder Länge und Dicke, deren Enden abgerundet sind. Im sauren Harne behalten sie ihr Aussehen einige Zeit bei, während sie sich im alkalischen Harne bald auflösen. Man kennt mehrere Arten von Harncylindern, die ein recht verschiedenartiges Aussehen besitzen; es gibt hyaline, granulierte und wachsartige Cylinder sowie solche, die aus Zellen zusammengesetzt sind. Diese eiweißartigen Gebilde entstehen in den Harnkanälchen und stellen Abgüsse derselben dar. Die Ausschwemmung von Cylindern (Cylindrurie) durch die Harnkanälchen geht nicht parallel mit der Albuminurie. Es kann einerseits bei starker Albuminurie nur eine geringe Cylindrurie bestehen, andererseits können viele Cylinder gefunden werden, obwohl nur eine geringe oder gar keine Ausscheidung von Eiweiß nachweisbar ist.

Für die Diagnose einer Nierenerkrankung kommt den Cylindern, ebenso wie den Nierenepithelien, eine hohe Bedeutung zu. Bei Anwesenheit einiger weniger hyaliner Cylinder, besonders im eiweißfreien Harn, braucht nicht ohne weiteres eine ernste Prognose gestellt zu werden. Dagegen weist das konstante Auftreten einer größeren Zahl von verschiedenartigen Cylindern auf eine ausgedehnte Nierenerkrankung hin, besonders dann, wenn außer einem größeren Eiweißgehalt noch weiße und rote Blutkörperchen und Nierenepithelien gefunden werden.

Hyaline Cylinder sind sehr zarte, durchsichtige Gebilde, die meist gerade, seltener gebogene Form besitzen. Da sie sich kaum von dem Untergrund abheben, werden sie leicht übersehen, wenn man nicht mit stark abgeblendetem Mikroskop arbeitet. Zur besseren Erkennung läßt man vom Rande des Deckglases her vorsichtig etwas Lugolsche Lösung zufließen; die hyalinen Cylinder färben sich dann schwach gelblich. Manchmal ist ein mehr oder weniger umfangreicher Belag von harnsauren Salzen, Blutkörperchen oder Epithelien vorhanden; die Gebilde lassen sich dann leichter wahrnehmen. Durch Gallenfarbstoffe können die Cylinder gelb und durch Blutfarbstoffe braun gefärbt erscheinen.

Granulierte Cylinder können fein- oder grobkörnige Oberfläche besitzen. Da sie meist nicht die Länge der hyalinen Cylinder erreichen, erscheinen sie breiter als diese. Oft sind Einkerbungen vorhanden, an denen sie leicht zerfallen, so daß man oft Bruchstücke der granulierten Cylinder findet. Die Körnung kann von Eiweißkörnchen oder Fetttröpfchen herrühren. Man nimmt an, daß die Granulation aus dem Zerfall von Nierenepithelien oder von Blutkörperchen entstanden ist. Wenn hyalinen Cylindern harnsaure Salze aufgelagert sind, dann werden sie leicht mit feingranulierten Cylindern verwechselt; bei der echten Granulation wird man jedoch neben der Körnung stets noch helle Stellen sehen.

Cylinder, die aus Zellen zusammengesetzt sind, werden je nach der Zellform, die an ihrer Bildung beteiligt ist, epitheliale, Blutkörperchen- oder Leukocytencylinder genannt.

Epithelcylinder sind entweder mit Nierenepithelien mehr oder weniger vollständig bedeckte gewöhnliche Harncylinder oder es handelt sich um sogenannte Epithelialschläuche, d. h. Nierenepithelien sind zu röhrenförmigen Gebilden zusammengetreten. Oft sind die Nierenepithelien körnig oder fettig stark degeneriert, so daß schließlich nur das Bild des granulierten Cylinders übrig bleibt. Gelegentlich kann man auf demselben Cylinder typische Körnung neben ziemlich gut erhaltenen epithelialen Partien beobachten.

Blutcylinder können in ähnlicher Weise entstehen wie die Epithelcylinder. Bei Nierenblutungen besteht die Möglichkeit, daß zahlreiche rote Blutkörperchen in den Harnkanälchen zu cylinderähnlichen Formen verkleben. Weiter kann als Grundsubstanz ein hyaliner oder granulierter Cylinder vorliegen, dem wenige oder zahlreiche Erythrocyten aufgelagert sind. Auch hier wird man, wie bei den mit Epithelien besetzten Cylindern, einzelne Teile des Cylinders frei von Auflagerungen antreffen. Je mehr die roten Blutkörperchen bereits ausgelaugt sind, desto farbloser erscheinen sie. Zu beachten ist, daß die bei ikterischen Harnen vorkommende gelbliche Färbung der vorhandenen Cylinder nicht für Blutfarbstoff gehalten wird.

Für die Entstehungsweise der Eitercylinder kommen die in den beiden vorangehenden Abschnitten beschriebenen Möglichkeiten in Betracht. Bei Pyelitis findet man zusammen mit Eiweiß und Schleim zu Cylindern verklebte Leukocyten. Letztere färben sich mit Lugolscher Lösung mahagonibraun, während die manchmal nicht leicht unterscheidbaren Nierenepithelien gelbe Farbe annehmen.

Fettcylinder sind meist durch Auflagerung von Fetttröpfchen oder Fettkrystallen auf Cylinder entstanden. Seltener sind eine Anzahl von Fetttröpfchen zu einem walzenförmigen Gebilde zusammengetreten. Sudan III in konzentrierter, alkoholischer Lösung färbt Fett deutlich rot.

In seltenen Fällen werden durch Koagulieren des Fibrins entstandene, unregelmäßig gestreifte Fibrincylinder gefunden.

Wachscylinder. Den hyalinen Cylindern ähnlich, aber deutlich unterscheidbar, sind die Wachscylinder. Durch ihr starkes Lichtbrechungsvermögen weisen sie scharfe Konturen auf; sie sind entweder farblos oder etwas gelblich gefärbt. Wachscylinder sind breiter wie die hyalinen Cylinder; sie sind entweder wellig verbogen oder gerade. Manchmal sind seitliche Einkerbungen sichtbar. Gegen Säuren sind sie widerstandsfähig. Wachsartige Cylinder kommen ziemlich selten vor, und zwar können sie bei chronischer Nephritis gefunden werden.

Beim Coma diabeticum treten kurze Cylinder auf, die aus lichtbrechenden Körnchen bestehen; es sind dies die Külzschen Coma-Cylinder. Sie können bereits kurz vor dem Anfall auftreten; mehr oder weniger reichlich werden sie während des Comas gefunden. In den wenigen Fällen, in denen der Anfall überwunden wird, verschwinden sie wieder rasch.

Falsche Cylinder (Pseudocylinder).

Gewisse cylinderähnliche Gebilde können gelegentlich zu Verwechslungen mit echten Harncylindern Anlaß geben.

Pseudocylinder, die aus harnsauren Salzen bestehen, bilden sich entweder durch Zusammenlagerung von Uratkörnchen oder durch Ansetzen von Uraten auf Schleimfäden. Auch in ähnlicher Weise entstandene Phosphatcylinder treten gelegentlich auf. In beiden Fällen werden nach Zusatz von verdünnten Mineralsäuren bzw. Essigsäure die Salze aufgelöst; sind letztere jedoch echten Cylindern aufgelagert, so werden diese nach Lösung der Harnsalze deutlich zu sehen sein.

Bakteriencylinder entstehen durch Anhäufung und Zusammenkleben von Bakterien. Durch Färbung mit verdünnten wässerigen Lösungen von Fuchsin oder Methylenblau werden sie leicht erkannt. Echten Cylindern können Bakterien in Häufchen angelagert sein.

Cylindroide haben eine gewisse Ähnlichkeit mit hyalinen Cylindern, werden aber durch die gewöhnlich gut wahrnehmbare Längsstreifung und die gefaserten und gabeligen Enden unschwer unterschieden. Man hält diese zarten, bandartigen Gebilde für die Vorstufen der hyalinen Cylinder. Cylindroide zeigen auf Zusatz von Essigsäure schärfere Umrisse, während die Konturen der hyalinen Cylinder undeutlicher werden.

Durch Koagulation des Fibrins entstehen Fibrincylinder. Die weiß oder rötlich gefärbten Gebilde sind mit parallel verlaufenden Fasern gestreift.

Spermatozoiden (Samenfäden).

Wenn sich Spermatozoiden im Harn vorfinden, so kann dies auf Spermatorrhoe schließen lassen, d. h. auf einen unwillkürlichen Ausfluß von Samen aus der Harnröhre. Allerdings ist zu beachten, daß vereinzelte Samenfäden auch normalerweise nach Samenentleerungen, die durch Pollutionen oder Coitus hervorgerufen werden, im Harn vorkommen. Spermatozoiden bestehen aus einem eiförmigen, glänzenden Kopf, an den sich ein kurzes Mittelstück von mäßiger Breite anschließt; dieses geht in einen langen Faden (Schwanz) über. Die leicht unterscheidbaren Gebilde zeigen nur im frischen Harn gelegentlich eine Eigenbewegung. Spermatozoiden können frei oder in eine weißliche Masse eingebettet vorkommen.

Bei Prostatorrhoe (Entleerungen der Vorsteherdrüse) können die Prostatakörper, Corpora amylacea, im Harn auftreten. Die konzentrisch geschichteten Körnchen färben sich mit Jodlösung blau; sie sind von echten Stärkekörnchen, die zufällig als Verunreinigung im Harne vorkommen können, nicht leicht zu unterscheiden.

Mikroorganismen.

Im normalen Harn bilden sich beim Stehen je nach der Temperatur mehr oder weniger große Mengen von Bakterien. Ist bereits der frisch gelassene Harn stark bakterienhaltig, so nennt man dies Bakteriurie. Die Erkennung der durch Bakterien hervorgerufenen Trübung des Urins wurde in dem Kapitel „Durchsichtigkeit" besprochen. Über die Ursachen der Bakteriurie sind allgemein anerkannte Anschauungen noch nicht bekannt.

Die bei Bakteriurie gewöhnlich wahrnehmbare Trübung des frischen Urins wird weder durch Säuren oder Alkalien noch durch Erwärmen beseitigt; auch durch Filtrieren oder Zentrifugieren erreicht man keine Klärung. Die Reaktion des Harns ist bei Bakteriurie meist sauer, der Geruch stechend fäkulent. Mikroskopisch findet man in erster Linie Bacterium coli commune. Im Harn vorkommende nichtpathogene Bakterien: Micrococcus ureae, Bacterium ureae und Sarcine. Die beiden zuerstgenannten Bakterien finden sich unter den Mikroben, welche die ammoniakalische Gärung des Harns hervorrufen; dabei wird der Harnstoff in Ammoniak und Kohlensäure zerlegt. Pathogene Bakterien: Bacillus tuberculosis, Micrococcus gonorrhoeae, Bacterium coli commune, Staphylokokken, Streptokokken und Typhusbazillen.

Bei tuberkulösen Erkrankungen der Harnorgane wird ein sauer reagierender Eiterharn entleert; der Nachweis der Tuberkelbazillen in derartig verdächtigen Harnen ist oft nicht einfach. Den kleinen krümeligen Beimengungen und Flöckchen des eitrigen Bodensatzes ist besondere Aufmerksamkeit zuzuwenden. Der Gonokokkus kommt bei der akuten Entzündung der Harnröhre im Trippereiter vor. Bacterium coli commune findet man oft bei Pyelitis und Cystitis.

Im diabetischen Harn zeigt sich der Hefepilz, Saccharomyces; er liegt teils einzeln, teils bildet er zusammenhängende Zellen.

Den Schimmelpilzen, die sich beim Stehen des Harns bilden, kommt keine Bedeutung zu.

Die Untersuchung des Harns auf Mikroorganismen wird in folgenden Werken behandelt: E. Spaeth: „Die chemische und mikroskopische Untersuchung des Harns" und E. Kraft: „Analytisches Diagnostikum".

Nichtorganisierte Sedimente.

Harnsäure.

Harnsäurekrystalle kommen oft in Sedimenten von sauren Harnen vor; sie lassen sich mikroskopisch leicht indentifizieren. Es sind durch mitgerissene Harnfarbstoffe gelbrot bis braunrot gefärbte, in mannigfaltigen Formen auftretende Krystalle von sehr verschiedener Größe; man findet: rhombische Tafeln, Wetzsteinformen, Nadeln, Rosetten, Tonnen, Äpfel- und Kreuzformen. Aus farbstoffarmen Harnen ausgefallene Harnsäure bildet gewöhnlich farblose Tafeln, die den Cystinkrystallen ähnlich sind. Letztere sind jedoch löslich in Salzsäure und Ammoniak. Setzt man dem Präparat einen Tropfen Kalilauge zu, so löst sich die Harnsäure auf; nach weiterem Zusatz von etwas Salzsäure wird sie in Form von farblosen, kleinen, rhombischen Täfelchen wieder ausgefällt.

Harnsäure und Urate geben die sogenannte Murexidprobe: Der nach dem Erwärmen eines derartigen Sedimentes mit Salpetersäure erhaltene gelbrote Rückstand färbt sich nach Zusatz von Ammoniak purpurrot, mit Kalilauge blau.

Klinische Bedeutung kommt dem Harnsäuresediment nicht zu. Für den Ausfall der freien Harnsäure im Harn ist weniger der Gehalt an Harnsäure, sondern in erster Linie eine abnorm hohe Acidität ausschlaggebend.

Urate.

Urate können auch im Harnsediment von Gesunden nach Anstrengungen oder nach kräftigem Schwitzen vorkommen. Beim Erwärmen lösen sie sich leicht auf; während des Abkühlens tritt wieder Ausscheidung ein. Durch Alkali in Lösung gebrachte Urate scheiden nach Zusatz von Salzsäure oder Essigsäure langsam kleine, farblose Harnsäurekrystalle aus. Urate geben die Murexidreaktion genau wie die Harnsäure.

Harnsaures Natrium und Kalium. Sie bilden das durch mitgerissene Harnfarbstoffe lehm- bis fleischfarbig oder ziegelrot gefärbte „Sedimentum lateritium". Am häufigsten kommt harnsaures Natrium vor; dieses besteht aus kleinen, meist farblosen Körnchen, die oft in Haufen beieinander liegen und dann leicht gefärbt erscheinen. Durch ihre Löslichkeit in Salzsäure lassen sich die aus derartigen Körnchen gebildeten Natriumuratcylinder von den echten Harncvlindern unterscheiden. Ähnlich wie die Urate sehen die etwas größeren Erdphosphatkörnchen aus; während Urate sich in der Wärme auflösen, können die Erdphosphate erst durch Zusatz von Essigsäure in Lösung gebracht werden.

Harnsaures Ammon kommt im Gegensatz zu den übrigen Uraten und der Harnsäure meist in alkalischen Harnen vor. Die gelb bis bräunlich gefärbten Gebilde liegen einzeln oder in Gruppen; man findet Kugeln, oft mit Stacheln versehen, Hantelformen und in seltenen Fällen stark lichtbrechende Nadeln. Das Vorkommen von harnsaurem Ammon ist nur im Sedimente vom frischen Harn beachtlich; hier ist eine Zersetzung des Harns in der Blase anzunehmen.

Oxalsaurer Kalk.

Oxalsaurer Kalk wird in solchen Harnen, in welchen er nur in geringen Mengen vorhanden ist, durch saures phosphorsaures Natron in Lösung erhalten. Bei Oxalurie werden im Harnsedimente Krystalle von oxalsaurem Kalk gefunden; gelegentlich können diese von Oxalsäurekonkrementen der Harnwege herrühren. Nach dem Genusse von Orangen, Tomaten, Trauben, Äpfeln usw. sowie nach dem Einnehmen von Drogen, die oxalsauren Kalk enthalten, ist in dem normalen Harnsedimente Calciumoxalat vorhanden. Meist findet man farblose Oktaederformen (Briefumschlagform); in ikterischen Harnen sind sie gelblich gefärbt. Seltener werden ovale Gebilde (Biskuit-, Hantel-, Sanduhrformen) beobachtet. Oft sind die stark lichtbrechenden Krystalle so klein, daß sie selbst bei starker Vergrößerung nur als glänzende Punkte zu erkennen sind.

Oxalsaurer Kalk ist leicht löslich in Salzsäure, während er beim Erwärmen oder nach Zusatz von Essigsäure nicht gelöst wird.

Phosphorsaure Salze.

Im Harnsedimente können Alkaliphosphate (Natriumverbindungen) oder Erdphosphate (Magnesia- und Kalkverbindungen) angetroffen werden. Für den Ausfall der phosphorsauren Salze ist hauptsächlich die Reaktion des Harns von Bedeutung. Die Ausscheidung von Phosphaten wird als Phosphaturie bezeichnet, wenn der Harn sofort nach der Entleerung eine Trübung durch ausgefallene Phosphate zeigt. Bei Gesunden kann Phosphaturie anschließend an den Gebrauch von alkalischen Wässern eintreten. Tritt sie andauernd auf, so sind Stoffwechselstörungen zu vermuten, z. B. Superacidität des Magensaftes; durch letztere wird den Körpersäften die Säure entzogen, die zur Lösung der Phosphate erforderlich wäre. Bei nervösen Störungen findet man häufig Phosphaturie.

Amorphe Erdphosphate kommen gewöhnlich nur in alkalischen Harnen vor. Die kleinen Körnchen unterscheiden sich von den Uraten dadurch, daß sie sich beim Erwärmen nicht lösen, sondern sogar noch reichlicher ausgeschieden werden. Nach Zusatz von Essigsäure bildet sich im Uratsediment Harnsäure, während Phosphate gelöst werden.

Neutraler phosphorsaurer Kalk kommt im schwach sauren und im alkalischen Harn vor. Man findet zugespitzte Prismen, die oft zu Rosetten vereinigt sind.

Phosphorsaure Magnesia ist meist amorph; gelegentlich kommen noch sehr große, dünne Platten mit scharfen Bruchstellen im Harnsediment vor. Diese Platten bilden manchmal ein irisierendes Häutchen auf der Oberfläche von alkalischen Harnen.

Phosphorsaure Ammoniakmagnesia (Tripelphosphat) findet sich in Harnen, bei denen die alkalische Gärung eingesetzt hat. Es sind farblose, rhombische Prismen mit abgeschrägten Endflächen (Sargdeckelkrystalle); selten kommen Farnkraut-, Stern- und andere Formen vor. Oft sind die Krystalle so groß, daß sie bei 300facher Vergrößerung den ganzen Durchmesser des Gesichtsfeldes einnehmen. Sie lösen sich in verdünnter Essigsäure auf. In Sedimenten, die Krystalle von phosphorsaurer Ammoniakmagnesia enthalten, sieht man auch die gelbgefärbten Kugeln des harnsauren sauren Ammoniaks.

Cystin.

Cystin ist eine schwefelhaltige Stickstoffverbindung, die in pathologischen Harnen vorkommen kann. Die Krystalle haben die Form von dünnen, ziemlich regelmäßigen, sechsseitigen Tafeln; sie sind löslich in Ammoniak.

Gelegentlich kann Harnsäure in ähnlicher Form krystallisieren; die dickeren Harnsäurekrystalle lösen sich in Ammoniak nicht.

Aufträge zu chemischen Untersuchungen und deren Erledigung.

Eine Reihe der heute vom Arzte verlangten chemischen Untersuchungen kann nur dann vorgenommen werden, wenn sich der Untersucher sorgfältig mit der betreffenden Methode vertraut gemacht hat. Hat der Arzt die Überzeugung gewonnen, daß die Untersuchungen gewissenhaft und sachgemäß ausgeführt werden, so wird der Erfolg nicht ausbleiben.

Bei der Annahme der Untersuchung hat man festzustellen: 1. Was will der Auftraggeber? 2. Ist man in der Lage, den Auftrag zur Zufriedenheit des Auftraggebers zu erledigen? Liegt z. B. folgender Auftrag vor: ,,Ich bitte den Harn auf Eiweiß und Zucker zu untersuchen", so besteht kein Zweifel. Zweckmäßig wird man in diesem Falle ohne besondere Berechnung noch das spezifische Gewicht, Reaktion und An- oder Abwesenheit von Aceton und Acetessigsäure feststellen.

Werden Urine von Laien ohne besondere Angaben zur Untersuchung geschickt, so soll allgemein ermittelt werden, ob ein normaler oder ein pathologischer Urin vorliegt. Da die Kosten einer solchen Arbeit häufig unterschätzt werden, nenne man den Preis für die chemische Untersuchung. Zugleich weise man auf den Wert einer mikroskopischen Untersuchung hin; gewöhnlich wird es nicht schwer fallen, den Auftraggeber zu überzeugen, daß für eine ausführliche Harnanalyse ein entsprechend hoher Preis gefordert werden muß.

Bei der Entgegennahme des Auftrags ist darauf zu achten, daß das Untersuchungsmaterial in frischem Zustande, in sauberen Behältern und in genügender Menge geliefert wird.

Man hüte sich davor, dem Patienten Erklärungen über den Befund abzugeben, wenn der Auftrag vom Arzte unmittelbar erteilt wurde. Übergibt man dem Patienten das Analysenprotokoll im verschlossenen Umschlag und weist, wenn nötig, darauf hin, daß der behandelnde Arzt allein in der Lage ist, den Befund richtig zu deuten, so werden Unannehmlichkeiten sicher vermieden.

Die Anschaffung von geeigneten Formularen für Harnuntersuchungen an Stelle der oft verwendeten, mit Reklame bedruckten

Zettel ist im Interesse des Ansehens der untersuchenden Stelle zweckmäßig.

Beispiel für ein Analysenformular.

Harnanalyse.

Nr. .... Eingegangen am ....
Für: .... Behandelnder Arzt: ....
Zeit der Harnausscheidung: ....
Überbrachte Menge: ....

Physikalische Prüfung des Harns.

Farbe (Skala nach Vogel): ....
Geruch: ....
Durchsichtigkeit: ....
Reaktion: ....
Spezifisches Gewicht: ....

Chemische Prüfung.

Traubenzucker: .... %
  in der 24 stünd. Harnmenge sind enthalten: .... g.
Aceton: ....
Acetessigsäure: ....
β-Oxybuttersäure: ....
Eiweißkörper ....
  Serumalbumin und Globulin: ....

Farbstoffe.
  Gallenfarbstoff: ....
  Blutfarbstoff: ....
  Urobilin (vermehrt): ....
  Indican: ....

Quantitative Bestimmung von normalen Harnbestandteilen.
....
....

Prüfung des Sediments.

Makroskopischer Befund: ....
Mikroskopischer Befund (Die Beschreibung des Gesichtsfeldes gilt für eine .... fache Vergrößerung): ....
....
....
....

Die Untersuchung des Blutes.

Blutzuckerbestimmung nach Hagedorn-Jensen.

Das Blut eines normalen Menschen enthält nüchtern 0,075 bis 0,100% Zucker.

Das Blut wird aus der Fingerbeere oder aus dem Ohrläppchen entnommen. Die betreffende Stelle wird mit einem alkoholgetränkten Wattebausch gereinigt. In die gereinigte Hautstelle wird mit dem Frankeschen Schnepper ein Einstich vorgenommen. Das erste Bluttröpfchen wischt man mit Watte scharf ab und läßt dann einen großen Tropfen austreten.

a) **Blutentnahme mittels Capillarpipette.** In den entstandenen Tropfen wird eine Capillarpipette eingeführt und mit dem Mund 0,1 ccm Blut aufgesogen; um Gerinnung zu verhindern, muß dabei rasch gearbeitet werden. Das abgemessene Blut wird in ein Probierrohr, das eine Mischung von 5 ccm 0,45%iger Zinksulfatlösung und 1 ccm n/10-Natronlauge enthält, hineingeblasen; die Pipette wird durch zweimaliges Aufsaugen und Ausblasen der Mischung nachgespült.

Nach dem Gebrauch wird die Capillarpipette mit kaltem Wasser, dann mit Alkohol und Äther gereinigt; nur reine und trockene Pipetten dürfen zur Blutentnahme verwendet werden.

Die Länge der Pipetten soll bis zum Teilstrich 0,1 ccm etwa 7—8 cm betragen bei einer Gesamtlänge von etwa 15—20 cm.

b) **Arbeiten mit der Torsionswaage.** Für Laboratorien, die täglich Blutzuckerbestimmungen ausführen, ist die Anschaffung einer Torsionswaage zu empfehlen. An Stelle der Blutentnahme mit der Capillarpipette wird das austretende Blut (etwa 0,1 g) in gewogene und numerierte Bangsche Löschpapierblättchen aufgesaugt und das Gewicht des entnommenen Blutes mit Hilfe der Torsionswaage bestimmt. Die bei der Entnahme mit der Pipette öfters störende Gerinnung des Blutes wird auf diese Weise ausgeschaltet.

Das Bangsche Blättchen wird nach dem Wägen in die Zinkhydroxydlösung übergeführt und so weiterbehandelt, wie unten angegeben. Hat man die mit Blut getränkten Blättchen in leere Gläschen gelegt und will man die Lösungen nachträglich hinzufügen, so muß zuerst die Zinksulfatlösung und schließlich die Natronlauge zugegeben werden.

Als Leerbestimmung kocht man ein Bangblättchen ohne Blut, weil eine gewisse Menge reduzierender Substanzen auch in den leeren Blättchen enthalten ist.

Bangsche Blättchen. Etwa 1 cm breite und 2,5 cm lange Streifen dicken weißen Löschpapiers werden aus größeren Platten ausgeschnitten (Bezugsquelle für Platten von etwa 10 Quadratzentimeter: Fa. Schleicher & Schüll, Düren). Man übergießt die Blättchen zwecks Befreiung von reduzierenden Substanzen zweimal mit heißem, destilliertem Wasser, dem auf $^1/_2$ l 3—4 Tropfen Eisessig hinzugefügt werden. Dann wäscht man mehrere Male mit warmem, destilliertem Wasser nach; in jeder Waschflüssigkeit verbleiben die Blättchen einige Stunden. Die Trocknung erfolgt im Wassertrockenschrank, indem man die Blättchen auf Filtrierpapier einzeln ausbreitet. Sie werden in weithalsigen Glasstöpselgläsern aufbewahrt.

Für Reststickstoffbestimmungen müssen die Blättchen mit Neßlers Reagens auf Abwesenheit von Ammoniak geprüft werden.

Bei der Berechnung verfährt man wie unten angegeben, nur muß die gefundene Zahl noch durch das Gewicht des verwendeten Blutes dividiert werden.

Prinzip der Methode von Hagedorn-Jensen. Das Blut wird durch eine kolloidale Lösung von Zinkhydroxyd enteiweißt. Das klare Filtrat behandelt man zur Oxydation des Zuckers mit überschüssigem Ferricyankali und bestimmt das nichtverbrauchte Ferricyankali jodometrisch. $2 H_3FeCy_6 + 2 HJ = 2 H_4FeCy_6 + J_2$

Benötigte Reagentien. 1. Zinksulfatlösung: Zinksulfat 45 g werden in Wasser gelöst und mit Wasser auf 100 ccm aufgefüllt. Die Lösung wird zum Gebrauch auf das Hundertfache verdünnt. 2. Kaliumferricyanidlösung: 1,65 g reinstes Kaliumferricyanid und 10,6 g ausgeglühtes Natriumcarbonat werden in Wasser gelöst und mit Wasser auf 1000 ccm aufgefüllt. Die Lösung ist in einer braunen Flasche aufzubewahren. 3. Zinksulfat-Kochsalzlösung: 10 g Zinksulfat und 50 g Natriumchlorid werden in Wasser gelöst und mit Wasser auf 160 ccm aufgefüllt. 4. Kaliumjodidlösung: 12,5 g Kaliumjodid werden in Wasser gelöst und auf 100 ccm mit Wasser aufgefüllt. Die Lösung ist in brauner Flasche aufzubewahren. Zum Gebrauch werden 40 Teile der Lösung 3 mit 10

Teilen der Lösung 4 gemischt und die Mischung in dunkler Flasche aufbewahrt. Sie muß mindestens wöchentlich frisch bereitet werden. 5. Eisessiglösung: 3 ccm Eisessig werden mit Wasser auf 100 ccm aufgefüllt. 6. Stärkelösung: 1 g lösliche Stärke wird unter leichtem Erwärmen in ungefähr 5 ccm Wasser gelöst und mit gesättigter Natriumchloridlösung auf 100 ccm aufgefüllt. 7. n/200-Natriumthiosulfatlösung, hergestellt durch Verdünnen von 5 ccm n/10-Natriumthiosulfatlösung auf 100 ccm. 8. Kaliumjodatlösung: 0,3567 g Kaliumjodat werden in Wasser gelöst und im Meßkolben auf 2000 ccm mit Wasser aufgefüllt. Diese Lösung dient zur Einstellung des Titers der Natriumthiosulfatlösung (7). 9. n/10-Natronlauge.

Einstellung des Titers der Thiosulfatlösung. Folgende Lösungen werden gemischt: 2 ccm Jodatlösung (8), 2 ccm stark verdünnte Essigsäure (5), 2 ccm Jodidmischung (3 + 4), 2 Tropfen Stärkelösung (6). Es wird nun festgestellt, wieviel Thiosulfatlösung bis zum Verschwinden der Blaufärbung erforderlich ist. Die Einstellung wird jeweils nach acht Tagen erneut ausgeführt.

Ausführung der Bestimmung.

Man führt stets drei Kontrollen nebeneinander aus, außerdem in gleicher Weise zwei Leerversuche ohne Blut; die Gläser werden numeriert.

0,1 ccm mit der Pipette entnommenes Blut (bzw. etwa 0,1 ccm Blut enthaltende Bangsche Blättchen, genau gewogen) wird, wie oben beschrieben, in ein Probierrohr aus Jenaer Glas gebracht, das eine Mischung von 5 ccm 0,45% iger Zinksulfatlösung und 1 ccm n/10-Natronlauge enthält.

Die mit Blut beschickten Gläser werden, ebenso wie die zu den Leerversuchen benutzten, nur kolloidale Zinklösung[1] enthaltenden Gläser, drei Minuten in ein siedendes Wasserbad gestellt. Unterdessen werden so viel numerierte Präparatengläschen von ungefähr 30 mm Durchmesser und 100 mm Höhe aufgestellt, wie der Menge der Proben einschließlich der Leerversuche entspricht. Es ist zweckmäßig, die Gläser in einem besonderen Gestell unterzubringen, das man nachher samt den Gläschen in ein Wasserbad stellen kann.

Auf jedes Gläschen kommt ein Trichter von ungefähr 4 cm

---

[1] Wird mit Bangschen Blättchen gearbeitet, so müssen die Gläschen für die Leerversuche kolloidale Zinklösung und ein leeres Bangblättchen enthalten.

60 Die Untersuchung des Blutes.

Durchmesser, der einen kleinen Bausch angefeuchteter, entfetteter, reiner Watte enthält. Der Inhalt eines jeden während 3 Minuten erhitzten Probierröhrchens wird in das vorbereitete, zugehörige Glas klar filtriert. Jedes Probierröhrchen wird noch zweimal mit je 3 ccm Wasser ausgewaschen und die Waschflüssigkeit auf das Filter gegeben. Man läßt gut abtropfen und entfernt die Trichter. In jedes Glas gibt man genau 2 ccm Ferricyanidlösung (2) und bringt das Gestell mit den Gläschen 15 Minuten in ein kochendes Wasserbad. Dann läßt man abkühlen; die Proben können jetzt auch einige Stunden stehenbleiben.

Zu jeder Probe gibt man 2 ccm der Zinksulfat-Kaliumjodidlösung (Mischung 3 + 4), 2 ccm Essigsäurelösung (5) und 2 Tropfen Stärkelösung (6). Man titriert mit der Thiosulfatlösung aus einer Mikrobürette bis zum Verschwinden der blauen Farbe; dabei stehen die Gläschen auf einer weißen Unterlage.

Zur Berechnung muß man kennen: 1. Die verbrauchten Kubikzentimeter Thiosulfatlösung, sowohl für die Blutproben, wie für die Leerbestimmungen. 2. Den Titer der Thiosulfatlösung.

Wenn diese Zahlen bekannt sind, kann man aus der von Hagedorn und Jensen ausgearbeiteten Tabelle die Glucosewerte entnehmen.

ccm n/200 Thiosulfat = mg % Glucose im Blut									
	0	1	2	3	4	5	6	7	8	9
0,0	385	382	379	376	373	370	367	364	361	358
0,1	355	352	350	348	345	343	341	338	336	333
0,2	331	329	327	325	323	321	318	316	314	312
0,3	310	308	306	304	302	300	298	296	294	292
0,4	290	288	286	284	282	280	278	276	274	272
0,5	270	268	266	264	262	260	259	257	255	253
0,6	251	249	247	245	243	241	240	238	236	234
0,7	232	230	228	226	224	222	221	219	217	215
0,8	213	211	209	208	206	204	202	200	199	197
0,9	195	193	191	190	188	186	184	182	181	179
1,0	177	175	173	172	170	168	166	164	163	161
1,1	159	157	155	154	152	150	148	146	145	143
1,2	141	139	138	136	134	132	131	129	127	125
1,3	124	122	120	119	117	115	113	111	110	108
1,4	106	104	102	101	099	097	095	093	092	090
1,5	088	086	084	083	081	079	077	075	074	072
1,6	070	068	066	065	063	061	059	057	056	054
1,7	052	050	048	047	045	043	041	039	038	036
1,8	034	032	031	029	027	025	024	022	020	019
1,9	017	015	014	012	010	008	007	005	003	002

Unter Berücksichtigung des durch die Probe mit Kaliumjodat erhaltenen Titers entnimmt man aus der Tabelle, welcher Traubenzuckermenge die im Vollversuche mit Blut verbrauchte Thiosulfatmenge entspricht. Man zieht von der so erhaltenen Zahl die fiktive Menge Traubenzucker ab, die dem Verbrauch der Thiosulfatlösung im Leerversuch ohne Blut entsprechen würde. Die Differenz ergibt die Milligrammprozente Glucose im Blut.

Beispiel: Die Einstellung der Thiosulfatlösung mit der Jodatlösung habe ergeben, daß für 2 ccm Jodatlösung 2,04 ccm Thiosulfatlösung verbraucht worden seien. Die Thiosulfatlösung ist demnach etwas zu schwach, und man muß, um richtige Werte zu erhalten, die beim Zuckerversuch verbrauchte Thiosulfatmenge mit $\frac{2,00}{2,04} = 0,98$ multiplizieren.

Es seien verbraucht worden im Vollversuch 0,64 ccm. Da diese Zahl mit 0,98 (dem Titer der Thiosulfatlösung) zu multiplizieren ist, ergibt sich als wahrer Verbrauch von Thiosulfat 0,63 ccm. Aus der Tabelle wird der dazugehörige Wert mit 245 mg abgelesen. Im Leerversuch seien verbraucht worden 1,86 ccm, das heißt mal 0,98 = 1,82 ccm. Der dazugehörige Zuckerwert der Tabelle ist 31 mg Traubenzucker. Die Differenz 245 minus 31 ergibt den Gehalt von 214 mg Traubenzucker in 100 g oder 100 ccm (je nachdem man das Blut gewogen oder gemessen hat) oder kurz 0,214 %.

Kann der Analytiker das Blut nicht selbst entnehmen, sondern wird dieses zugesandt, so wird in dem abzentrifugierten Serum des Blutes die Menge des Traubenzuckers ermittelt. Dabei ist zu beachten, daß das frühmorgens entnommene Blut sofort zugeschickt wird; meist wird das Untersuchungslaboratorium noch am Abend das Material in Händen haben, so daß die Bestimmung wenigstens noch begonnen werden kann. Älteres Blut sollte nicht zur Untersuchung gelangen, wenn nicht der Blutprobe zur Haltbarmachung 1 p.c. NaFl und 0,1 p.c. $HgCl_2$ in Substanz zugefügt worden sind.

Harnsäurebestimmung.

Das normale Blutserum enthält bei purinfreier Kost bis zu 3 mg Harnsäure in 100 g Blut. In pathologischen Fällen (Gicht, Leukämie, Pneumonie usw.) können wesentlich größere Mengen Harnsäure vorhanden sein.

Die nachstehende Methode läßt sich in äußerst kurzer Zeit ausführen, wenn die nötigen Lösungen vorrätig sind.

Bestimmung der Harnsäure im Serum nach Flatow.

Prinzip: Harnsäure wird durch Ferricyankalium zu Allantoin oxydiert. Das im Überschuß zugesetzte Ferricyankalium wird mit einer Lösung von indigoschwefelsaurem Natrium zurücktitriert; diese blaue Lösung wird durch Ferricyankalium farblos.

Reagentien.
1. Zur Enteiweißung von Serum 1,65% Uranylacetatlösung.
2. 0,3914 g Ferricyankalium, ad 1000,0 Wasser; diese Lösung ist in brauner Flasche titerfest. 0,1 ccm der Lösung entspricht einem hundertstel Milligramm Harnsäure.
3. Gesättigte Lösung von Natriumkarbonat pro analysi.
4. Stammlösung von indigoschwefelsaurem Natron (Kahlbaum) etwa 0,22 g auf 1000 ccm Wasser, dem 3,0 g Natriumfluorid zugesetzt sind. Zum Gebrauch wird diese Stammlösung 1 + 4 verdünnt, so daß 1 ccm ungefähr durch 0,2 ccm Ferricyankalium entfärbt wird. Die Lösung ist nicht titerfest.

Ausführung. 3 ccm Serum werden mit 9 ccm Wasser und 3 ccm Uranylacetat versetzt, kräftig geschüttelt und durch ein trockenes Filter filtriert.

Man führt nun 2 Bestimmungen nebeneinander aus. 3 ccm des Filtrats (= 0,6 ccm Serum) werden in einem weiten Probierrohr mit etwa 1 ccm Sodalösung und genau 0,6 ccm Ferricyankalium versetzt. Nach 3 Minuten wird mit der verdünnten Blaulösung titriert, bis die bläuliche Farbe $1/2$ Minute bestehen bleibt.

Ferner führt man 2 Leeranalysen aus. Eine Mischung von 3 ccm Wasser, ca 1 ccm Sodalösung und genau 0,6 ccm Ferricyankalium wird mit der Blaulösung titriert.

Berechnung: $H = \dfrac{F}{M} \cdot \dfrac{A-B}{A}$.

H = Milligrammprozent Harnsäure.

F = Anzahl der verwendeten Zehntelkubikzentimeter Ferricyankalium (= 6).

M = Anzahl der bei der Einzelbestimmung verwendeten ccm unverdünnten Serums (= 0,6).

A = Verbrauch an Blaulösung bei der Leeranalyse (Titerstellung).

B = Verbrauch an Blaulösung bei der Harnsäurebestimmung.

Beispiel: Zur Leerbestimmung gebraucht 4,8 ccm Blaulösung. Zur Harnsäurebestimmung gebraucht 3,6 ccm Blaulösung.

$$\frac{6}{0,6} \cdot \frac{4,8-3,6}{4,8} = 10 \cdot \frac{1,2}{4,8} = 10 \cdot 0,25 = 2,5 \text{ mg \% Harnsäure.}$$

Bei Ausführung der Titration ist zu beachten: Man verwende eine Mikrobürette und betrachte das Probierrohr in Aufsicht und Durchsicht gegen eine weiße Unterlage bei Tageslicht oder Tageslichtlampe. Jeder Tropfen Blaulösung wird anfangs rasch entfärbt; bleibt die Bläulichfärbung $^1/_2$ Minute bestehen, so ist die Titration beendet.

Calcium im Blut.

Normales Serum enthält durchschnittlich 10 mg % Calcium.
Prinzip der Calciumbestimmung.

Calcium wird aus dem Serum als oxalsaurer Kalk ausgefällt, abzentrifugiert und ausgewaschen. Die Oxalsäure wird mit Kalipermanganat titriert.

Lösungen: 1. 6%ige Ammoniumoxalatlösung.

2. 1/100-n-Kalipermanganatlösung; diese wird stets frisch bereitet durch Verdünnen einer 1/10-Normallösung.

3. (annähernd)-n-Schwefelsäure.

2 ccm des klaren Serums bringt man in ein Zentrifugenglas, fügt 1 ccm 6%ige Ammoniumoxalatlösung hinzu und läßt nach dem Mischen 30 Minuten stehen. Dann wird 10 Minuten lang zentrifugiert. Die überstehende Flüssigkeit wird in folgender Weise entfernt: Das untere Ende eines Glasrohres ist bis zur lichten Weite von etwa 1 mm verjüngt und so gekrümmt, daß die Öffnung nach oben steht. Man führt die Röhre in das Zentrifugenglas soweit ein, daß sich das untere Ende etwa 4 mm über dem Niederschlag befindet. Nun läßt sich die Flüssigkeit bis auf wenige Tropfen absaugen, ohne daß der Niederschlag aufgewirbelt wird.

Der Rückstand wird durch gelindes Schütteln mit 5 ccm destilliertem Wasser gemischt, 5 Minuten zentrifugiert und die überstehende Flüssigkeit abgehoben. Das Auswaschen wird in derselben Weise noch zweimal ausgeführt. Nachdem das Wasser wieder bis auf einige Tropfen entfernt wurde, wird der weiße Niederschlag mit 5 ccm Normalschwefelsäure gemischt und die Flüssigkeit im Wasserbad auf 70—80 Grad erwärmt. Man titriert bei dieser Temperatur unter stetigem Rühren aus einer Mikrobürette mit 1/100-n-Kalipermanganatlösung bis zur Rosafärbung. 1 ccm der Permanganatlösung entspricht 0,2 mg Calcium. Es wird der Calciumgehalt in 100 ccm Serum berechnet. Sind z. B. 1,1 ccm der Permanganatlösung verbraucht worden, so beträgt der Calciumgehalt in 2 ccm Serum $1,1 \cdot 0,2$ mg $= 0,22$ mg. In 100 ccm $0,22 \cdot 50 = 11,0$ mg%.

Die Bestimmung läßt sich auch ausführen, wenn nur 1 ccm Serum zur Verfügung steht.

Bestimmung des Kochsalzes.

Der Kochsalzgehalt des Blutserums schwankt zwischen 560 und 600 mg in 100 ccm Serum.

Methode nach Neubauer.

Prinzip: Das Chlor wird durch überschüssige Silbernitratlösung gefällt; der Überschuß wird mit Rhodanammonium zurücktitriert.

Lösungen. 1. Silberlösung: zu 85,5 ccm Zehntel-Normal-Silbernitratlösung gibt man 30 g Eisenammoniakalaun, die in 30 ccm konzentrierter Salpetersäure gelöst sind, und füllt mit Wasser auf 500 ccm auf; 1 ccm dieser Lösung entspricht 1 mg NaCl.

2. Rhodanlösung: 85,5 ccm einer Zehntel-Normal-Rhodanammoniumlösung werden mit Wasser auf 500 ccm aufgefüllt.

Ausführung. Man bringt 6 ccm Serumfiltrat und 9 ccm von der Lösung 1 in einen Meßkolben von 30 ccm und füllt nach dem Mischen mit destilliertem Wasser bis zur Marke auf. Durch ein trockenes Filter wird in ein Erlenmeyerkölbchen filtriert. Mit der Lösung 2 werden dann 25 ccm des Filtrates bis eben zum Beginn der braunroten Farbe titriert.

Berechnung: 25 ccm Filtrat entsprechen 1 ccm Serum und 7,5 ccm Silberlösung. 750 minus 100mal verbrauchte Kubikzentimeter der Lösung 2 = Milligrammprozent NaCl. Das Produkt mit 0,607 multipliziert gibt den Wert für Cl allein.

Mikromethode nach Bang.

Prinzip: Mit Alkohol wird enteiweißt und dann mit Silbernitrat nach Mohr titriert.

Mit einer genauen Mikropipette mißt man 0,1 ccm Blut ab und läßt es auf ein Blättchen Fließpapier ausfließen. Das noch feuchte Blättchen bringt man in ein trockenes Probierrohr und übergießt

es sofort nit 92%igem Alkohol, so daß dieser ungefähr 0,5 cm über dem obersten Rand des Blättchen steht. Man läßt mindestens 5 Stunden stehen. Dann gießt man den Alkohol in ein kleines Spitzglas ab, spült mit 3—4 ccm Alkohol nach und titriert aus einer Mikrobürette mit 1/100-n-Silbernitratlösung. Beim Umschlag von Gelb in Hellbraun (Indicator: 1 Tropfen 7%ige Kaliumchromatlösung) ist die Titration beendet.
1 ccm 1/100-n-Silbernitratlösung entspricht 0,585 mg Kochsalz.

Reststickstoff.

Unter Reststickstoff versteht man den nach der Enteiweißung des Blutes noch vorhandenen Stickstoff. Träger des Reststickstoffs sind: Harnstoff (er beträgt etwa die Hälfte der reststickstoffhaltigen Substanzen), Harnsäure, Ammoniak, Kreatin und Kreatinin, Aminosäuren, Purinbasen. Das normale Blut enthält 20—40 mg Reststickstoff in 100 ccm. Unter pathologischen Verhältnissen können die Werte bis 100 oder 200 mg steigen. Erhöhter Reststickstoff ist fast stets durch einen vermehrten Harnstoffgehalt bedingt. Man findet letzteren vermehrt bei erhöhtem Eiweißumsatz (Fieber), Erkrankungen der Nieren und der Harnwege.

Bestimmung des Reststickstoffs im Serum nach Michaelis.

Prinzip: Das Blutserum wird enteiweißt und dann nach der Kjeldahlschen Methode bearbeitet.

Reagentien: 1. Ferrum oxydatum dialysatum (chlorarm).
2. Gesättigte Magnesiumsulfatlösung (NH_3-frei).

Außerdem sind die zur Gesamtstickstoffbestimmung im Harn (Mikrokjeldahlverfahren) benötigten Reagentien erforderlich.

Ausführung: In einen 100 ccm-Meßkolben bringt man 2 ccm Serum und mischt unter Vermeidung von Schaumbildung mit 50 ccm destilliertem Wasser und dann mit 5 ccm Ferrum oxydatum dialysatum. Nun werden 2 ccm einer gesättigten Magnesiumsulfatlösung hinzugegeben; das gesamte Eiweiß wird jetzt ausgefällt. Man füllt destilliertes Wasser bis zur Marke 100 auf, mischt und läßt 15 Minuten stehen. Dann wird durch ein trockenes Filter filtriert und das Filtrat auf Abwesenheit von Eiweiß geprüft: Eine Probe des Filtrates säuert man mit Essigsäure an und fügt einen Tropfen 10%iger Ferrocyankaliumlösung hinzu; bei Anwesenheit von Eiweiß tritt sofort Trübung auf.

50 ccm des eiweißfreien Filtrates (entsprechend 1 ccm Serum) werden in einem etwa 100 ccm fassenden Mikrokjeldahlkolben mit 1 ccm konzentrierter Schwefelsäure und 4 Tropfen 10%iger Kupfersulfatlösung versetzt. Nach Zugabe von einigen Glasperlen dampft man über kleiner Flamme das Wasser weg und verbrennt weiter, bis die Lösung schließlich grünlich gefärbt ist.

Dann wird nach der beim Mikrokjeldahlverfahren zur Bestimmung des Gesamtstickstoffs im Harn beschriebenen Weise weiter gearbeitet (Abb. 2).

Berechnung: Multipliziert man die Differenz zwischen der vorgelegten Säure und der verbrauchten Lauge mit 0,28, so erhält man die Anzahl Milligramm Reststickstoff in 1 ccm Blut. Ein Leerversuch ist wie bei der Gesamtstickstoffbestimmung im Harn auszuführen.

Bestimmung des Harnstoffs.

In 100 ccm Serum sind 20—40 mg Harnstoff enthalten. Die Menge des Harnstoffs geht annähernd dem Reststickstoffgehalt parallel. Statt der zeitraubenden Reststickstoffbestimmung kann deshalb in kurzer Zeit die Harnstoffbestimmung nach Ambard-Hallion ausgeführt werden.

Prinzip: Harnstoff wird durch Bromlauge unter Bildung von Bromnatrium, Kohlensäure, Stickstoff und Wasser nach folgender Formel zerlegt:

$$CO(NH_2)_2 + 3\ BrONa = 3\ BrNa + CO_2 + N_2 + 2\ H_2O.$$

Es tritt nur Stickstoff gasförmig auf, weil die freiwerdende Kohlensäure durch NaOH zu Na_2CO_3 wird.

Reagentien:
1. Bromlauge. Wird bereitet aus 50 ccm 33%iger Natronlauge, 100 ccm Aqua dest., 5 ccm Brom. Sie hält sich etwa 4 Tage.
2. 20%ige Trichloressigsäurelösung.
3. 10%ige Natronlauge.

Ausführung. Nüchternblut wird in wenigen Tropfen einer 20%igen Lösung von Kalium oxalicum puriss. neutrale pro analysi (Kahlbaum) aufgefangen zur Verhütung der Gerinnung (je 2 Tropfen Oxalatlösung für 10 ccm Blut).

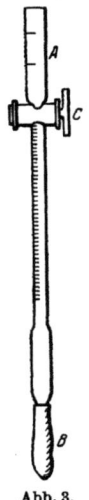

Abb. 3. Ureometer nach Ambard-Hallion.

Eine abgemessene Menge dieses Blutes wird im Stehkölbchen

mit der gleichen Menge 20%iger Trichloressigsäure versetzt, durchgeschüttelt und durch ein Faltenfilter filtriert. 10 ccm des klaren Filtrats (= 5 ccm Blut) werden mit 10%iger Natronlauge alkalisiert (Phenolphthalein als Indicator) und in den Recipienten A des Ureometers (Abb. 3) gebracht, nachdem durch Zusammendrücken des mit etwa 25 g Quecksilber beschickten Gummiballons B die Luft völlig aus der Röhre ausgetrieben und der Hahn C geschlossen ist. Dann öffnet man langsam den Hahn, damit das Serum ohne Luftblasen in die Röhre einlaufen kann. Bei offenem Hahn C preßt man durch wiederholtes Zusammenpressen des Gummiballons jegliche Luftblase aus der Lösung aus. Der Hahn wird geschlossen, destilliertes Wasser in A vorgelegt und dann langsam in die Röhre einlaufen lassen, bis der untere erweiterte Abschnitt derselben etwa halb gefüllt ist. Die überstehende Luftsäule treibt man durch Zusammenpressen des Gummiballons etwas über den offenen Hahn hinauf und schließt diesen dann. Mit 10 ccm Bromlauge wird in A überschichtet. Diese läßt man vorsichtig in die untere Röhre einfließen, bis nur noch ein kleiner Rest oberhalb des Hahnes steht. Der Hahn wird geschlossen und der überstehende Rest abgegossen. Serum und Bromlauge werden durch 8—10 mal wiederholtes Hin- und Herwiegen des Apparates, so daß das Quecksilber hin und her rollen kann, durchmischt.

Man läßt 10 Minuten stehen. Dann wiegt man hin und her, damit alle Stickstoffbläschen nach oben steigen.

Unter Wasser, dessen Temperatur nachher abgelesen wird, zieht man die Gummikappe ab; das Ureometer taucht bis zum Meniskus der Flüssigkeitssäule ein. Der Stand dieses Meniskus wird an der graduierten Röhre abgelesen. Den auf der Harnstofftabelle abgelesenen Wert (aus Barometerstand und Wassertemperatur) multipliziert man mit der am Ureometer abgelesenen Zahl. Das Resultat ergibt die Harnstoffmenge in Milligramm, welche in der Ausgangsmenge Blut (= 5 ccm) enthalten ist.

Die obere Grenze des Normalwertes für den Harnstoffgehalt des Blutes beträgt 0,5 g in 1000 g Blut. (Das Ureometer nach Ambard-Hallion liefert: Fa. Dr. Muencke, Berlin N 4, Chausseestr. 8. Preis zur Zeit 35 Mk. inkl. Harnstoffberechnungstabelle.)

Cholesterinbestimmung.

Normales Blut enthält 160—180 mg % Cholesterin. Bei Infektionskrankheiten kann der Cholesteringehalt vermindert sein, bei Diabetes, Lues, Gicht, Nierenkrankheiten ist er vermehrt.

Quantitative Bestimmung mit dem Autenriethschen Kolorimeter.

Prinzip: Das Serum wird verseift und das Cholesterin mit Chloroform extrahiert. Mit Essigsäureanhydrid und Schwefelsäure gibt Cholesterin eine grüne Farbe. Lösungen: 1. 25%ige Kalilauge. 2. Chloroform. 3. wasserfreies Natriumsulfat. 4. Essigsäureanhydrid. 5. konzentrierte Schwefelsäure. 6. Cholesterinkeil.

Ausführung: Man bringt 2 ccm einer mittels einer geeichten Capillarpipette genau abgemessenen Oxalatblut- oder Serumprobe in ein Kölbchen von 100 ccm Inhalt und fügt 20 ccm einer wässerigen 25%igen Kalilauge zu. Das Gemisch wird im Wasserbad 2—3 Stunden zerkocht. Darauf bringt man die Flüssigkeit nach dem Abkühlen in einen Scheidetrichter und spült mit etwas Wasser nach. Das alkalische Gemisch schüttelt man kräftig zuerst mit 25 ccm und dann fünfmal mit ungefähr 15 ccm Chloroform aus. Die durch Wasser getrübte und vielfach gefärbte Chloroformlösung wird mit etwa dem 10. Teil Natrium sulfuricum siccum geschüttelt und filtriert auf 100 ccm. 5 ccm davon dienen zur kolorimetrischen Bestimmung.

Man bringt diese 5 ccm Chloroformlösung in einen graduierten Standzylinder von 10 ccm Inhalt, gibt 2 ccm Essigsäureanhydrid und genau 0,1 ccm konzentrierte Schwefelsäure zu. Nach dem Umschütteln stellt man den Zylinder 15 Minuten in Wasser von 30—35° an einen völlig dunkeln Ort. Dann gießt man eine kleine Menge der grün gefärbten Lösung in die Glasstöpsel-Küvette des Kolorimeters und verschiebt den Keil mit der Vergleichsflüssigkeit, bis man auf gleiche Farbstärke beider Lösungen eingestellt hat. Den abgelesenen Skalenteil sucht man auf der Cholesterinkurve auf, der man direkt den Cholesteringehalt von 5 ccm Chloroformlösung entnehmen kann. Bei Substanzen mit geringem Gehalt an Cholesterin verwendet man nur 50 ccm Chloroform zur Ausschüttelung, bei cholesterinreichen Substanzen entsprechend mehr. Man muß natürlich bei der Berechnung des Prozentgehaltes dann auf die angewandte Verdünnung Rücksicht nehmen.

Zeigt die erhaltene gefärbte Chloroformlösung nicht ganz genau die gleiche Farbnuance (sie kann manchmal einen mehr grünlichen, manchmal einen mehr bläulichen Farbton annehmen) mit der Farblösung im Vergleichskeil, so muß man photometrisch, also auf gleiche Lichtstärke einstellen.

Bilirubin.

Normales Blut enthält nicht mehr als 0,5 mg % Bilirubin. Hijmans van den Bergh unterscheidet 2 Arten der Bilirubinreaktion: die direkte und die indirekte (je nach der Herkunft des Bilirubins).

Fällt die Reaktion mit dem mit Wasser verdünnten Serum sofort positiv aus, so nennt man dies die direkte Reaktion; sie soll für den Stauungsikterus typisch sein.

Ist die direkte Reaktion negativ, so kann nach Zusatz von Alkohol eventuell die sogenannte indirekte Reaktion sofort eintreten. Diese Reaktion ist typisch für Sera von Menschen mit lokal gebildetem Bilirubin. Dieselbe Bedeutung wie die indirekte hat die verzögerte Reaktion, d. h. die direkte Reaktion tritt nicht sofort auf, sondern erst nach 3—4 Minuten.

Direkte Reaktion: Eine Mischung von 1 Teil Serum und 2 Teilen destilliertem Wasser wird mit $^1/_4$ Volumen (auf 1 Teil Gemisch) des frisch bereiteten Diazoreagens versetzt. Bei positivem Ausfall entsteht eine deutliche Rosafärbung spätestens in 30 Sekunden; die Flüssigkeit wird nach Zusatz von 1—2 Tropfen konzentrierter Salzsäure blauviolett.

Indirekte Reaktion: In ein Zentrifugenröhrchen werden 1 ccm Serum und 2 ccm 96%iger Alkohol gebracht; man mischt und zentrifugiert. Die Reaktion wird dann mit der klaren Flüssigkeit genau wie bei der direkten Reaktion vorgenommen.

Reagens. 1. Sulfanilsäure 0,2, konzentrierte Salzsäure 3,0, destilliertes Wasser 200,0. 2. Natriumnitrit 0,5, destilliertes Wasser 100,0.

Zur Ausführung der Proben werden 10 ccm der Lösung 1 mit 0,3 ccm der Lösung 2 frisch gemischt (Reagens nach Ehrlich).

Bestimmung des Bilirubins im Blutserum nach Autenrieth[1].

---

[1] Das Autenriethsche Colorimeter nebst Vergleichskeil liefert die Fa. F. Hellige & Co., Freiburg i. Breisgau.

In ein kleines Röhrchen bringt man zuerst 1 ccm klares Serum, darauf 2 ccm Alkohol. Man zentrifugiert und gibt von der überstehenden Flüssigkeit 2 ccm in den Trog des Kolorimeters. Alsdann fügt man $^1/_2$ccm Alkohol hinzu, um die durch Fettsäuren eventuell verursachte Trübung zu beseitigen. Nach Zugabe von 0,25 ccm des frisch bereiteten Ehrlichschen Reagenses schüttelt man das Gemisch gut um, wartet etwa 1—2 Minuten und stellt auf Farbengleichheit ein. Nachdem man den Skalenwert in Millimeter am Kolorimeter ermittelt hat, kann auf der Eichungskurve der Bilirubingehalt in Milligramm direkt abgelesen werden.

Sollte die Farbe des Reaktionsgemisches im Kolorimetertrog intensiver sein als diejenige der Keilflüssigkeit, so ist es notwendig das Serum vor der Reaktion zu verdünnen und diese Verdünnungszahl bei der Berechnung zu berücksichtigen.

Die Untersuchung des Mageninhaltes.

Reaktion und Nachweis von freier Salzsäure.

Salzsäure hat eine starke Affinität zu den Eiweißkörpern; sie bildet mit ihnen saure lockere Verbindungen (= gebundene Salzsäure). Man nennt den Überschuß, der nach erfolgter Bindung noch übrig bleibt, freie Salzsäure.

Zuerst prüft man die Reaktion gegen Lakmuspapier; diese ist normalerweise sauer. Dann untersucht man auf freie Salzsäure:

1. Mit Kongopapier. Man taucht einen Streifen Kongopapier in den Magensaft ein. Deutlich kornblumenblaue Färbung zeigt freie HCl an. Zu beachten ist, daß bei größerem Gehalt an organischen Säuren durch diese geringfügige Bläuungen entstehen können.

2. Mit der Günzburgschen Probe. Diese Probe ist sehr zu empfehlen.

Reagens: 10%ige alkoholische Phloroglucinlösung. 10%ige alkoholische Vanillinlösung.

Zum Gebrauch mischt man 2 Teile Phloroglucin- und 1 Teil Vanillinlösung. Die Mischung darf nicht vorrätig gehalten werden.

3—4 Tropfen Reagens und ebensoviel filtrierter Magensaft werden in ein Porzellanschälchen gebracht; unter Hin- und Herbewegen wird die Flüssigkeit über kleiner Flamme vorsichtig erhitzt (nicht kochen!). Bei Gegenwart von freier HCl wird ein lebhaft roter Spiegel erzeugt.

Unter normalen Verhältnissen beträgt die freie HCl nach einem Probefrühstück 20—40, nach einer Probemahlzeit 26—45. Man versteht unter diesen Zahlen die Anzahl von Kubikzentimetern n/10-Lauge, die zur Titrierung der in 100 ccm Magensaft enthaltenen freien HCl verbraucht werden.

Quantitative Bestimmung der freien HCl nach Töpfer.

10 ccm des Magensaftfiltrates werden mittels n/10-Natronlauge (Dimethylaminoazobenzol als Indicator) titriert, bis die rote Farbe in eine lachsfarbene (nicht gelbe!) umschlägt. Setzt man jetzt zu der titrierten Flüssigkeit einige Tropfen Phenolphthaleinlösung hinzu, so kann man sofort weitertitrieren zur Ermittelung der Gesamtacidität.

Werden z. B. bei der ersten Titration 2 ccm und beim Weitertitrieren noch 1,5 ccm n/10-Lauge für 10 ccm Magensaft verbraucht, so ergeben sich folgende Werte: Freie Salzsäure 20, Gesamtacidität 35.

Die Bestimmung nach Töpfer ist ungenau, wenn geringe Mengen Salzsäure und größere Mengen organischer Säuren vorhanden sind. Man führt in einem solchen Falle die Kellingsche Methode aus. Durch Alkoholzusatz wird während der Titration der freien Salzsäure die Dissoziation der organischen Säuren zurückgedrängt.

Ausführung. 5 ccm des Filtrates werden mit 2 Tropfen Dimethylamidoazobenzollösung und 7,5 ccm 96%igem Alkohol versetzt. Man titriert mit n/10-Kalilauge, bis ein gelber Farbenton eintritt. Werden mehr als 2,5 ccm Lauge verbraucht, so setzt man nach Zugabe von jedem weiteren Tropfen n/10-Kalilauge jeweils einen Tropfen Alkohol zu; die Menge des Alkohols und der wässerigen Lösung muß immer gleich sein.

Man bestimmt den Acidirätswert für 10 ccm durch Multiplikation mit 2 und rechnet 3 zu. Das Zuzählen von 3 ist deshalb notwendig, weil der zugefügte Alkohol die frei HCl für den Indicator Dimethylamidoazobenzol durchschnittlich bis zu diesem Aciditätswert zurückdrängt, wenn die überschüssige HCl mit KOH titriert wird.

Fehlt die freie Salzsäure und werden gleichzeitig hohe Werte für die Gesamtacidität gefunden, so ist nach organischen Säuren (Milchsäure usw.) zu fahnden.

Gesamtacidität.

Als „Acidität" pflegt man die Anzahl der Kubikzentimeter n/10-Natronlauge zu bezeichnen, durch die 100 ccm Magensaft neutralisiert werden. Normalerweise beträgt die Gesamtacidität nach einem Probefrühstück 40—60, nach einer Probemahlzeit 50—75.

10 ccm des Magensaftfiltrates werden mittels n/10-Natronlauge (Phenolphthalein als Indicator) titriert.

Werden z. B. 6,2 ccm n/10-Lauge zur Neutralisation verbraucht, so gibt man an: Gesamtacidität = 62.

Bestimmung der freien und gebundenen Salzsäure und der Gesamtacidität nach Michaelis.

Filtrierter Magensaft wird gleichzeitig mit Phenolphthalein und Dimethylaminoazobenzol versetzt und auf 3 Endpunkte titriert: 1. Lachsfarbener Punkt des Dimethylaminoazobenzols = freie HCl. 2. Umschlag in citronengelb = gebundene HCl. 3. Phenolphthaleinumschlag = Gesamtacidität.

Salzsäuredefizit.

Unter Salzsäuredefizit versteht man die Menge einer n/10-Salzsäure, die man zu 100 ccm Mageninhalt, der die Farbreaktionen auf freie Salzsäure nicht gibt, zusetzen muß, um die Reaktionen auf freie Salzsäure zu erzeugen.

Zu 10 ccm des filtrierten Magensaftes gibt man aus einer Bürette tropfenweise n/10-Salzsäure, bis das Gemisch Kongopapier blau färbt (man tüpfelt mit einem dünnen Glasstab).

Statt Kongopapier kann man Günzburgs Reagens als Indicator verwenden: In mehreren kleinen Porzellanschälchen werden je einige Tropfen des Reagenses unter leichtem Umschwenken vorsichtig in der Wärme (ohne zu kochen!) eingetrocknet. Während der Titration bringt man mit dem zugeschmolzenen Ende eines Schmelzpunktbestimmungsröhrchens öfters ein Tröpfchen Magensaft auf das eingetrocknete Reagens und erwärmt schwach. Wird die getüpfelte Stelle rot, so ist die Titration beendet.

Milchsäure.

Dem stark sauren (wenn nötig mit Salzsäure angesäuerten) Magensaft wird die Milchsäure durch Ausschütteln mit Äther entzogen. Der Verdunstungsrückstand der ätherischen Lösung wird mit Wasser aufgenommen, filtriert und das Filtrat geprüft: 30 ccm 2%iges Carbolwasser werden mit 1 Tropfen Eisenchloridlösung versetzt, so daß eine amethystblaue Flüssigkeit entsteht. Zu einigen Kubikzentimetern dieser Mischung setzt man einige Tropfen der zu prüfenden Flüssigkeit; bei Gegenwart von Milchsäure wird die Mischung gelbgrün.

Blut.

Zum Nachweis von Blut im Magensaft dienen die unter „Fäzes" angegebenen Proben. Man verwendet den umgerührten, unfiltrierten Magensaft; dieser wird vor Ausführung der Proben mit Sodalösung neutralisiert.

Die Untersuchung der Darmentleerungen.
Stärke.

Stärkereste finden sich im normalen Stuhle selten; tritt ungelöste Stärke reichlich auf, so liegt meist eine ernste Verdauungsstörung vor.

Nachweis makroskopisch und mikroskopisch. Makroopisch können sich die Stärkereste als sagoartige, gequollene, glasige Gebilde zeigen; auch gröbere Reste können erscheinen: Linsen-, Bohnen-, Kartoffelstücke usw. Die mikroskopische Untersuchung wird im Nativpräparat oder im Lugolpräparat vorgenommen.

Nativpräparat. Ein Stuhlpartikel wird mit etwas Wasser verrieben. Intakte, nicht verkleisterte Stärke wird selten gefunden. Die Schichtlinien der Stärke sind gewöhnlich nicht oder nur undeutlich zu erkennen. Wenn nicht aufgeschlossene Stärke vorliegt, sind oft Verbände von Pflanzenzellen zu sehen. Zur Entscheidung, ob die Pflanzenzellen leer oder stärkehaltig sind, stellt man ein Jodpräparat her, weil bei Anwesenheit von verkleisterter Stärke diese im Nativpräparat schwer zu erkennen ist.

Lugolpräparat. Ein Stuhlpartikel wird mit etwas Wasser verrieben und Lugolsche Lösung zugegeben. Die stärkehaltigen Teile färben sich blau; teilweise angedaute Stärke zeigt Farbtöne von blau über violett zu rot.

74 Die Untersuchung der Darmentleerungen.

Chemischer Nachweis.

Ein Stückchen Kot wird mit Wasser verrieben und aufgekocht. Das Filtrat wird — eventuell nach Einengung im Wasserbad — mit einigen Tropfen Lugolscher Lösung versetzt. Bei Anwesenheit von Stärke tritt Blaufärbung auf.

Gallenfarbstoffe und Gallenfarbstoffderivate.

Es können Bilirubin, Urobilin und Urobilinogen in den Fäzes gefunden werden. Im normalen Stuhl kommen Urobilin und Urobilinogen vor, Bilirubin dagegen nicht. Während dem Nachweis von Bilirubin keine größere Bedeutung zukommt, ist der Urobilin-Urobilinogennachweis recht wertvoll. Abnorm erniedrigte oder abnorm erhöhte Werte sind klinisch von Bedeutung. Z. B. können die Urobilinkörper bei Gallengangverschluß fehlen oder vermindert sein; in letzterem Falle ist die lehmartige, weißliche Farbe der Fäzes für die Diagnose wichtig.

Bilirubin- und Urobilinnachweis.

Ein 2—3 ccm großer Brocken der Fäzes wird auf dem flachen Boden einer Glasschale (Petrischale) ausgestrichen und mit 5%iger wässriger Sublimatlösung überschüttet. Nach 24stündigem Stehen bei Zimmertemperatur färben sich die bilirubinhaltigen Teile grün; die urobilinhaltigen Teile nehmen ein rote Färbung an. Oft sind die grünen Teilchen nur bei mikroskopischer Untersuchung wahrzunehmen.

Nachweis von Urobilin.

Eine geringe Menge frischen Stuhles wird mit Wasser zu einem dicken Brei verrieben, konzentrierte alkoholische (etwa 10%ige) Sublimatlösung zugesetzt und weiterverrieben. Bei Anwesenheit von Urobilin ist das gewonnene Filtrat rosarot gefärbt (oft ist die Rosafärbung des Filtrierpapiers deutlicher). Dann wird eine 10%ige klarfiltrierte, alkoholische Chlorzinklösung dem Filtrat zugesetzt; bei positiver Probe tritt Fluorescenz auf.

Quantitative Schätzung des Urobilinogens.

Während bei vermindertem Urobilinkörpergehalt die qualitative Probe ausreicht, gibt diese bei vermehrtem Gehalt keinen Aufschluß. Man kann aber eine Schätzung der Urobilinogenmenge vornehmen. Reagens: 5 g Dimethylparaamidobenzaldehyd werden in 100 ccm rauchender Salzsäure (spez. Gewicht 1,19) gelöst.

Die kühl und vor Licht geschützt aufbewahrte Tagesmenge Stuhl wird umgerührt; etwa 10 g werden mit 1 ccm Eisessig verrührt und mit Alkoholäther extrahiert, wobei die Fäzes in einen feinkörnigen Brei zerfallen. Dann wird filtriert; das Filtrat soll ein Probierrohr zu $^3/_4$ füllen. 6 ccm des Filtrates werden tropfenweise unter Umschütteln mit 10 Tropfen Reagens versetzt. Die rote Flüssigkeit wird dann in einen 200 ccm-Zylinder geschüttet und durch Vergleich mit normalen Fäzes die Intensität der Reaktion beurteilt. Als Anhaltspunkt diene, daß normale Fäzes eine Verdünnung mit Wasser bis zur Marke 200 zulassen, wobei die Farbintensität einer solchen der üblichen Methylorangelösungen ähnlich erscheint. Bei Vermehrung von Urobilinogen können 2—3 200 ccm-Zylinder bis zur Erzielung dieser Intensität angefüllt werden; bei großer Verminderung sieht man schon im ersten Zylinder die rote Farbe kaum oder überhaupt nicht.

Diarrhöische und gärende Stühle, sowie chlorophyllhaltige und bluthaltige können nach dieser Methode nicht untersucht werden.

Blut.

In den Fäzes auftretendes Blut kann aus Nahrungsmitteln, Mund, Nasenrachenraum (Nasenbluten), Lunge usw. stammen. Für den Kliniker hat nur der Nachweis von Blutbeimengungen, die aus dem Magendarmtrakt stammen, Interesse. Man nennt Blutungen des Magendarmtraktes okkult, wenn sie so geringgradig sind, daß makroskopisch Blut nicht im Stuhl erkannt werden kann.

Der Patient wird 3 Tage lang hämoglobinfrei ernährt, bevor die Stuhluntersuchung ausgeführt wird.

Streifen von deutlich erkennbarem Blute auf den Fäzes stammen von Hämorrhoiden oder sind Erkrankungen des Dickdarms zuzuschreiben. Ist das Blut mit dem Kote gemischt, so rührt es aus den oberen Abschnitten des Darmes oder aus dem Magen her. Bei starken Magenblutungen erscheint der Kot fast schwarz.

Zum Nachweis okkulter Blutungen sind empfindliche Methoden erforderlich; doch ist übergroße Empfindlichkeit für die Praxis nicht immer von Nutzen, weil derartige Methoden oft auch jene minimalen Blutbeimengungen zum Stuhl anzeigen, welche in einem gesunden Magendarmtrakt vorkommen können. Z. B. kann bei Gesunden eine Benzidinreaktion im Essigsäure-Ätherextrakt, mit konzentriertem Benzidin ausgeführt, positiv ausfallen.

Guajakprobe nach Boas. Man nimmt mit einem Glasstab aus der Mitte der Kotmenge mehrere, etwa bohnengroße Partikel, zerreibt sie in einer Porzellanschale unter allmählichem Zusatz einer Eisessigalkoholmischung (Eisessig 25 g, Alkohol absol. 75 g) und filtriert durch ein Faltenfilter. Wenn das Filtrat stark gefärbt ist, so setzt man noch 2—3 ccm Alkohol zu. Dann stellt man eine eben schwach gelbliche, alkoholische Guajakharzlösung her und gibt davon 10—15 Tropfen zum Filtrat; ohne Umschütteln fügt man noch 15—20 Tropfen einer 3%igen Wasserstoffsuperoxydlösung hinzu. Entsprechend der Menge des vorhandenen Blutes entsteht ein tiefblauer bis stark violetter Farbenumschlag. Nach dieser Methode läßt sich ein Blutgehalt von 0,2% eben noch nachweisen.

Die Benzidinprobe von O. und R. Adler ist wesentlich schärfer. Eine kleine Menge der zu untersuchenden Fäzes wird mit etwas Wasser aufgeschwemmt. 3 ccm der unfiltrierten Aufschwemmung versetzt man mit 2 ccm Benzidinlösung (in der Hitze konzentriert bereitete und nach dem Abkühlen filtrierte alkoholische Benzidinlösung) und mit 2 ccm 3%igem Wasserstoffsuperoxyd und fügt einige Tropfen Essigsäure hinzu. Bei Gegenwart von Blut tritt eine intensive Grün- oder Blaufärbung ein.

Literatur zur Fortbildung.

In jedem gepflegten medizinischen Untersuchungslaboratorium müssen Nachschlagwerke vorhanden sein, aus denen in besonderen Fällen Rat geholt werden kann und die zur Fortbildung dienen. Deshalb sei an dieser Stelle über solche Literatur berichtet, die mir für den Apotheker besonders empfehlenswert erscheint.

Kraft, E.: Analytisches Diagnostikum. 480 Seiten. Mit 147, teils farbigen Abbildungen im Text und 5 farbigen Tafeln. Leipzig: Johann Ambrosius Barth. — Das Buch behandelt die chemischen, mikroskopischen und bakteriologischen Untersuchungsmethoden von Harn, Auswurf, Magensaft, Blut, Kot, Sekret, Punktionsflüssigkeit und Fisteln. Fast alle in Apotheken vorkommenden Untersuchungen sind in dem Werke beschrieben. Außer den wichtigsten analytischen Methoden ist noch alles über die betreffende Untersuchung allgemein Wissenswerte (Entstehung, Ausscheidung usw.) angegeben.

Rona, P.: Praktikum der physiologischen Chemie. 764 Seiten. Mit 141 Textabbildungen. Zweiter Teil. Berlin: Julius Springer. — Das Werk behandelt eingehend die Methoden der Blut- und Harnuntersuchung; ferner wird die Untersuchung des Magensaftes, der Fäces und gelegentlich auch der Organe berücksichtigt. Bei allen wichtigeren Untersuchungen werden ausgewählte Makro- und Mikromethoden angeführt. Die Bestimmung körperfremder Harnbestandteile (Brom, Arsen, Blei, Veronal, Alkaloide usw.) wird ausführlich behandelt. Das Werk gibt in fast allen schwierigen Fällen Auskunft und sollte in jedem gepflegten Laboratorium vorhanden sein.

Ein wertvolles Nachschlagewerk ist ferner:

Spaeth, E.: Die chemische und mikroskopische Untersuchung des Harnes. 726 Seiten. Mit 111 Abbildungen und 3 farbigen Tafeln. Leipzig: Johann Ambrosius Barth. — Das Werk behandelt das Gebiet der Harnuntersuchung nach jeder Richtung hin gründlich; es gibt jeweils fast alle bekannten Methoden wieder und beleuchtet sie kritisch, so daß jedermann brauchbare Vorschriften rasch auffinden kann.

Bang, I.: Lehrbuch der Harnanalyse. 141 Seiten. Mit 19 Abbildungen. München: J. F. Bergmann. — Die chemische Untersuchung der normalen und pathologischen Harnbestandteile wird behandelt. Es werden jeweils nur wenige Methoden angegeben; dafür werden diese aber eingehend kritisch beleuchtet. Auf die zu vermeidenden Fehlerquellen wird sorgfältig eingegangen. Wer das Buch durcharbeitet, wird seine Kenntnisse über die wichtigeren Untersuchungsmethoden vertiefen.

Pincussen, L.: Mikromethodik, quantitative Bestimmung der Harn-, Blut- und Organbestandteile in kleinen Mengen für klinische und experimentelle Zwecke. 225 Seiten. Mit 34 Abbildungen. Leipzig: Georg Thieme. — In vielen Fällen wird heute (z. B. bei Blutuntersuchungen) das Arbeiten mit möglichst wenig Untersuchungsmaterial nicht zu umgehen sein; das Buch gibt über alle Mikromethoden Auskunft. Auch dann, wenn genügend Untersuchungsmaterial zur Verfügung steht (z. B. bei Harnuntersuchungen) sind Mikromethoden wertvoll, weil mit einem minimalen Verbrauch an Reagentien gearbeitet werden kann.

Luger, A.: Grundriß der klinischen Stuhluntersuchung. 341 Seiten. Mit 41 Abbildungen im Text und 144 teils farbigen Abbildungen auf 24 Tafeln. Wien: Julius Springer. — Das Werk gibt bei allen Fragen der Stuhluntersuchung — mikroskopisch, chemisch und Technik der bakteriologischen Stuhluntersuchung — Aufschluß.

Namenverzeichnis.

Adler 13.
Ambard 66.
Arnold 39.
Aufrecht 10.

Bang 7, 11, 16, 33, 57, 64, 77.
Banting 14.
Bence-Jones 9.
Bergh 69.
Best 14.
Bial 21.
Boas 76.

Donné 12.

Ehrlich 69.
Esbach 9.

Fehling 15.
Flatow 62.
Folin 5, 32.

Gmelin 28.

Gowland-Hopkins 35.
Günzburg 70.

Haeser 4.
Hagedorn 57.
Hallion 66.
Heller 8, 13.
Henle 47.
Huppert 28.

Jaffé 30.
Jensen 57.

Kelling 71.
Kjeldahl 36.
Kraft 21, 77.
Külz 49.

Lange 24.
Lipliawsky 25.
Lorber 23.
Lublin 26.
Luger 78.
Lugol 44, 48.

Michaelis 65, 72.

Neubauer 64.
Nylander 15.

Obermayer 30.
Ondrejovich 24.

Pavy 19.
Pincussen 37, 77.
Posner 44.

Rona 77.

Salkowsky 39.
Schlesinger 29.
Schlösing 31.
Shaffer 31.
Spaeth 77.

Töpfer 71.

Vitali 44.
Vogel 2.
Volhard 39.

Sachverzeichnis.

H. = Harn, Bl. = Blut, M. = Mageninhalt, D. = Darmentleerungen.

Acetessigsäurenachweis H. 24.
Acetonkörper H. 21.
Acetonnachweis H. 23.
Aceton, praeformiertes H. 22.
Albuminurie 6.
Albumosen H. 11.
Ammoniak H. 31.
Analysenformular 56.
Aufrecht's Albumimeter 10.

Bakteriurie 51.
Bangsche Blättchen 58.
Bence-Jonesscher Eiweißkörper 9.
Benzidinreaktion 13, 76.
Bials Reagens 21.
Bilirubin Bl. 69.
— H. 28.
Bilirubinurie 29.
Blutentnahme 57.
Blutkörperchen, rote H. 42.
— weiße H. 43.
Blutnachweis D. 75.
— H. 13.
— M. 73.
Blutzuckerbestimmung 57.

Calciumbestimmung Bl. 63.
Chloride H. 39.
Cholesterin Bl. 68.
Coma diabeticum 22.
Coma-Cylinder 49.
Corpora amylacea 51.
Cylinder 47.
Cylindroide 50.
Cylindrurie 57.
Cystin H. 54.
Cystitis 43.

Darmentleerungen, Untersuchung
Blut 75.
Gallenfarbstoffe 74.
Stärke 73.
Diabetes mellitus 14.
Diabetes, renaler 14.

Drehungsvermögen H. 5.
Durchsichtigkeit H. 2.

Eiter H. 12, 44.
Eiterprobe H. 3, 12, 44.
Eiweißbestimmung quantit. 9.
Eiweißkörnchen 47.
Eiweißstoffe H. 6.
Enteiweißen H. 5.
Entfärben H. 18.
Entnahme H. 1.
Epithelien H. 45.
Erythrocyten H. 42.
Esbachs Eiweißprobe 9.
Essigeiweiß H. 12.

Farbe H. 1.
Fehlingsche Probe 15.
Fibrincylinder 50.
Folins Ammoniaknachweis 32.

Gallenfarbstoff H. 28.
Gallenfarbstoffe D. 74.
Gärung, ammoniakalische H. 4.
Gärungsprobe 16.
Gesamtacetonbestimmung 25.
Gesamtacidität H. 5.
— M. 72.
Gesamtstickstoffbestimmung H. 36.
Glykosurie 14.
Gmelinsche Probe 28.
Gonokokkus 51.
Guajakprobe 76.
Günzburgsche Probe 70.

Haematurie 13.
Haemoglobinurie 13.
Haeserscher Koeffizient 4.
Halbschattenapparat 18.
Harnsäure H. 52.
Harnsaures Ammon 53.
Harnsäurebestimmung Bl. 61.
— H. 34.
Harnstoffbestimmung Bl. 66.

Sachverzeichnis

Harnstoffbestimmung H. 33.
Hefepilz 51.
Hellersche Probe 8, 13.
Hyperglykaemie 14.
Indican H. 30.
Insulin 14.

Jaffés Indicannachweis 30.

Kochprobe H. 7.
Kochsalzbestimmung Bl. 64.

Langes Ringprobe 24.
Leukocyten 43.
Lipliawskys Probe 25.
Literatur zur Fortbildung 77.

Mageninhalt, Untersuchung
Blut 73.
Gesamtacidität 72.
Milchsäure 73.
Salzsäuredefizit 72.
Salzsäure, freie 70.
„ gebundene 72.
Mikroorganismen 51.
Milchsäure M. 73.
Mucine 12.
Multirotation 18.

Nierenepithelien 46.
Nubekula 2.
Nylandersche Probe 15.

Oligurie 3.
Ortostatische Albuminurie 12.
Oxalsaurer Kalk H. 53.
Oxalurie 53.
Oxybuttersäurebestimmung H. 26.

Pentose H. 21.
Pentosurie 21.
Phosphaturie 54.
Phosphorsaure Salze H. 53.
Plattenepithelien H. 45.

Polarimeter 17.
Polyurie 3.
Praeformiertes Aceton 22.
Prostatakörper 51.
Pseudocylinder 50.
Pyelitis 43.

Reaktion H. 4.
Reststickstoffbestimmung Bl. 65.

Saccharimeter 17.
Saccharomyces H. 54.
Salicylaldehydprobe 23.
Salzsäuredefizit M. 72.
Salzsäure, freie M. 70.
— gebundene M. 72.
Samenfäden H. 50.
Sargdeckelkrystalle H. 51.
Sedimentieren 41.
Sedimentum lateritium 2, 53.
Serumalbumin H. 7.
Serumglobulin H. 7.
Spermatozoiden 50.
Spezifisches Gewicht H. 3.
Stickstoffbestimmung H. 36.
Sulfosalicylsäureprobe 9.

Torsionswaage 57.
Transparenzbestimmung H. 44.
Traubenzuckerbestimmung H. 15.
— Bl. 57.
Tripelphosphat H. 54.
Tuberkelbazillen H. 51.

Urate H. 52.
Ureometer 66.
Urikometer 36.
Urobilin H. 29.
Urobilinnachweis H. 29.
Urobilinogen H. 29.
Urobilinogennachweis H. 29.
Urobilinurie 29.

Vogelsche Skala 2.

Wachscylinder 49.

Buchdruckerei Otto Regel G. m. b. H., Leipzig.

Anhang:
Tafeln I—VII.

Tafel I.

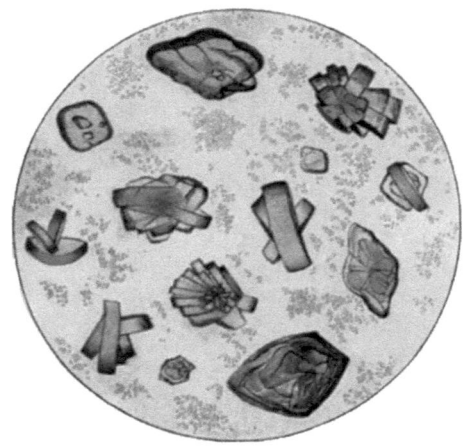

Abb. 4.
Gefärbte Harnsäurekrystalle von sehr verschiedener Größe in Wetzstein-, Tafel- und Drusenform; löslich in Natronlauge (Zusatz vom Deckglasrand aus).
Saures harnsaures Natron; feine zusammengelagerte Körnchen. (Nach Lenhartz-Meyer, Mikroskopie, 10. Aufl.).

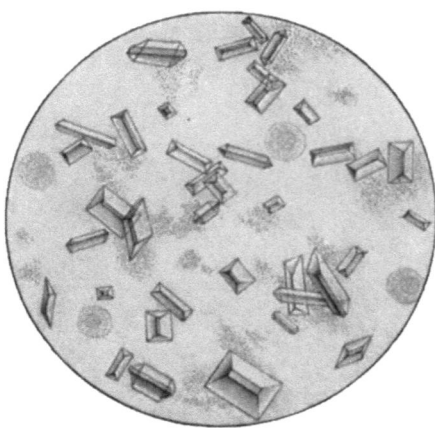

Abb. 5.
Krystalle des Tripelphosphats (phosphorsaure Ammoniakmagnesia) in alkalischem oder schwach saurem Harn; leicht löslich in Essigsäure. Kugeln des harnsauren Ammoniaks. (Nach Lenhartz-Meyer, Mikroskopie, 10. Aufl.).

Horkheimer, Untersuchungen.

Tafel II.

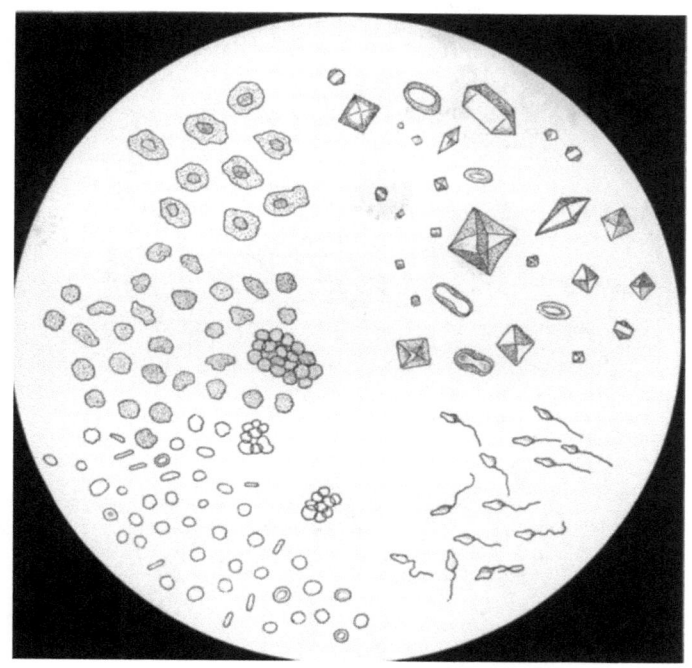

Abb. 6.

Links oben nach unten: Nierenepithelien mit großem Kern. Leukocyten, teils rund, teils verzogen; kleiner wie die Nierenepithelien. Erythrocyten, schwach gelblich oder farblos. Von der Seite gesehen: biskuitähnliche Form. Stechapfelformen. Oft gänzlich ausgelaugt in Gestalt eines farblosen einfachen oder doppelten Ringes (Blutschatten).

Rechts oben nach unten: Calciumoxalat; Krystalle von sehr verschiedener Größe. Einige seltene ovale Formen. Spermatozoiden.

Tafel III.

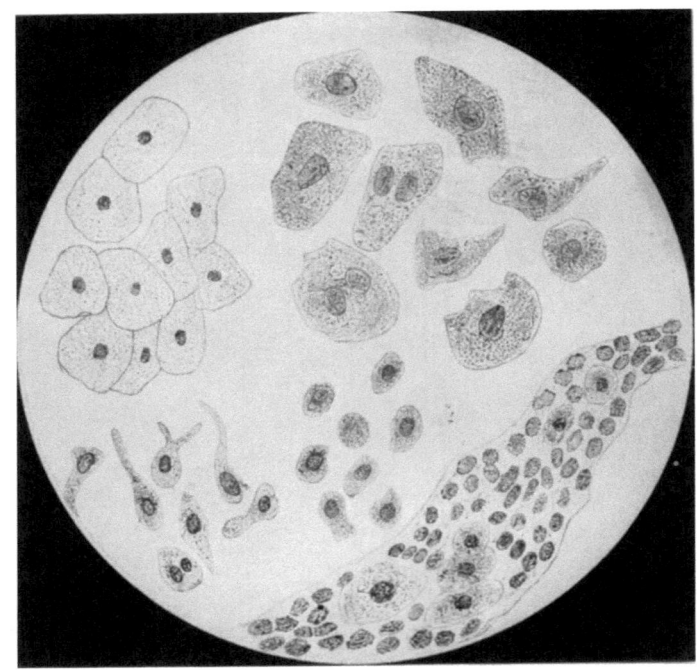

Abb. 7. Epithelien (nach Kratschmer-Senft, Harnsedimente).
Links oben: Epithelien der Scheide, oft in Haufen; mäßig großer Kern und helles Plasma.
Rechts oben: Epithelien der Blase, treten einzeln auf; ziemlich großer Kern, gelegentlich 2 oder 3 Kerne. Das Plasma ist ziemlich grob gekörnt.
Links unten: Geschwänzte Epithelien mit größerem Kern, aus Nierenbecken, Harnleitern oder Harnblase. In der Mitte rundliche Nierenepithelien.
Rechts unten: Urethralfaden, bestehend aus Schleim, Eiter und Epithelien.

Tafel IV.

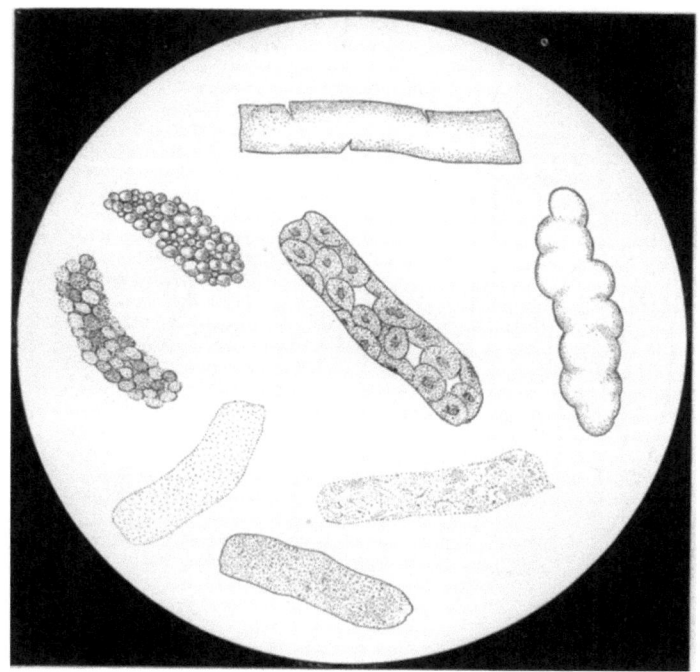

Abb. 8. Echte Cylinder.

Oben: Gerader Wachscylinder, an welchem seitliche Einkerbungen sichtbar sind; rechts ein wellig verbogener Wachscylinder. Epithelcylinder in der Mitte.
Links: Eiterzylinder (grobgranulierte Kugeln). Fettcylinder (glatte Kugeln).
Unten von links nach rechts: Hyaliner, grob- und feingranulierter Cylinder. Erstere sind sehr zart und meist völlig durchsichtig (enge Blende).

Tafel V.

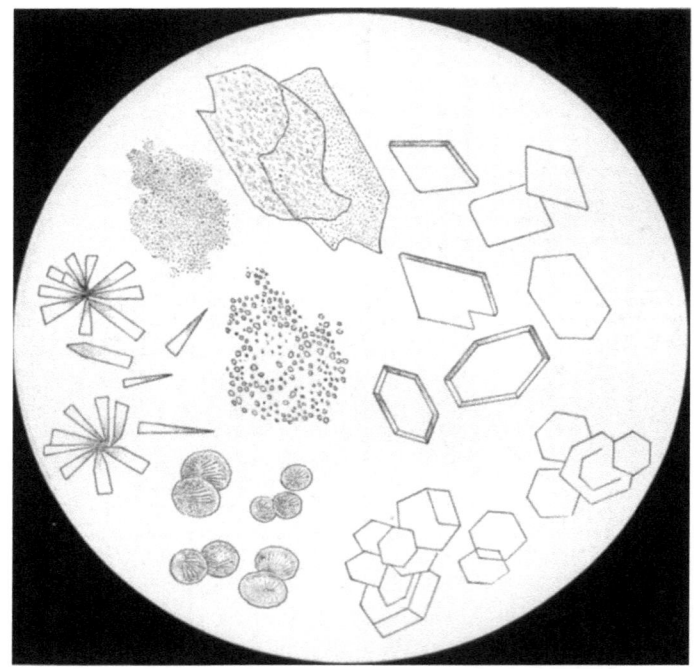

Abb. 9.
Links oben nach unten: Schollen von phosphorsaurem Kalk. Bakterienhäufchen. Daneben amorphe Phosphate, größere Körnchen. Phosphorsaurer Kalk, keilförmig zugespitzte Prismen; einzeln oder drusenartig zusammengelagert. Harnsaures Ammon, gelb bis bräunlich gefärbte Kugeln, oft mit Stacheln versehen.
Rechts oben: Farblose Harnsäure in Tafeln.
Rechts unten: Cystinkrystalle; sie lösen sich im Gegensatz zu den Harnsäuretafeln in Ammoniak.

Tafel VI.

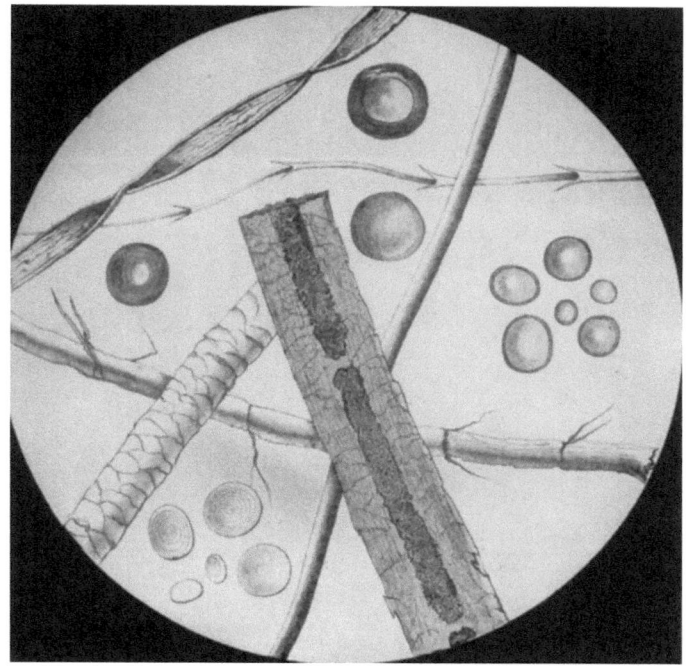

Abb. 10.
Verunreinigungen des Harns (nach Kratschmer-Senft, Harnsedimente).
Oben Baumwolle als gedrehtes Band, darunter ein Federbart. In der unteren Partie (von der Mitte links nach rechts unten verlaufend) Hanffaden, oft zerfasert. Der von unten nach oben verlaufende enge Zylinder ist Seide. Links unten, bis zur Mitte reichend, Schafwolle. Rechts unten bis zur Mitte reichend, Menschenhaar; ein dicker, innen hohler Zylinder. Die konzentrisch geschichteten Körner links unten sind Stärke. In der Mitte rechts befindet sich Fett. Im linken oberen Viertel sind drei Luftblasen zu sehen.

Tafel VII. Mikrophotographien von Harnsedimenten.

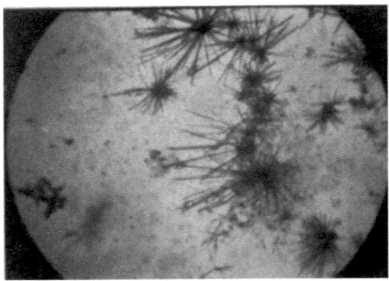

Abb. 11. Gipskrystalle in Sterndrusenform. Vergr. 200. Bildgröße = ¹/₂.

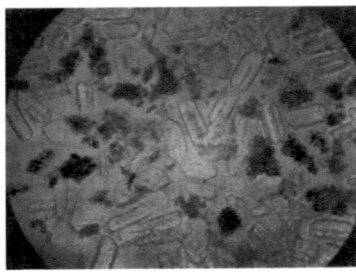

Abb. 12. Ammonium-Magnesium-Phosphat (Sargdeckel-Krystalle). Kanadabalsampräparat. Vergr. 150. Bildgröße = ¹/₂.

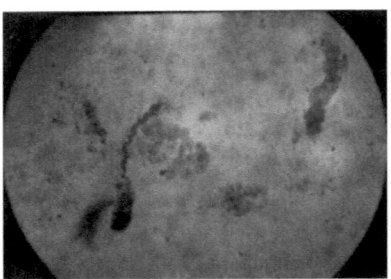

Abb. 13. Akute Nephritis. Übersichtsbild. Oben links: Leukozythencylinder; Mitte: Nierenepithel, gewundener hyaliner Cylinder. Leukozythencylinder; links unten: granulierter Cylinder. Färbung: Neutralrot. Vergr. 200. Bildgröße = ¹/₂.

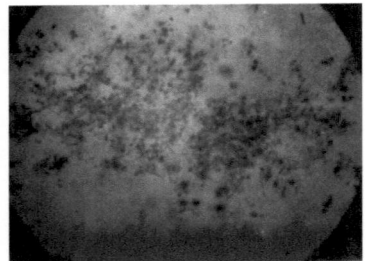

Abb. 14. Fett und Fettsäurenadeln. (Färbung: Sudan III.) Vergr. 200. Bildgröße = ¹/₂.

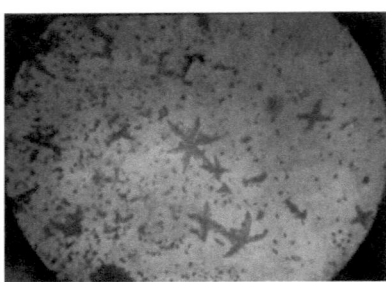

Abb. 15. Ammonium-Magnesium-Phosphat (Ammoniumurat) (Trockeneinfluß).

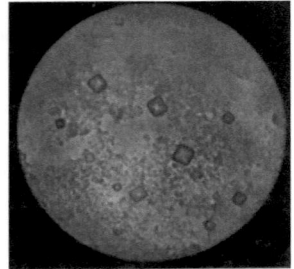

Abb. 16. Calciumoxalatkrystalle. Vergr. 150. Bildgröße = ¹/₂.

Die Mikroaufnahmen der Abb. 11—16 sind von Herrn Apotheker Paul Schugt, Husum.

Verlag von Julius Springer / Berlin und Wien

Grundzüge der pharmazeutischen und medizin. Chemie. Von Professor Dr. **Hermann Thoms,** Geh. Reg.-Rat und Direktor des Pharmazeutischen Instituts der Universität Berlin. Achte, vermehrte und verbesserte Auflage der „Schule der Pharmazie, Chemischer Teil". Mit 113 Textabbildungen. VIII, 639 Seiten. 1927. Gebunden RM 26.—

[B] **Lehrbuch der Mikrochemie.** Von Professor Dr. phil. h. c., Dr.-Ing. e. h. **Friedrich Emich,** Graz. Zweite, gänzlich umgearbeitete Auflage. Mit 83 Textabbildungen. XII, 274 Seiten. 1926.
RM 16.50; gebunden RM 18.60

[B] **Mikrochemisches Praktikum.** Eine Anleitung zur Ausführung der wichtigsten mikrochemischen Handgriffe, Reaktionen und Bestimmungen mit Ausnahme der quantitativen organischen Mikroanalyse. Von Professor Dr. phil. h. c., Dr.-Ing. e. h. **Friedrich Emich,** Graz.
Neuauflage in Vorbereitung.

[B] **Mikromethoden zur Blutuntersuchung.** Von Professor Dr. **Ivar Bang,** Lund. Sechste, durchgesehene und verbesserte Auflage. Bearbeitet von Dr. med. **G. Blix,** Upsala. Mit 7 Abbildungen im Text. 54 Seiten. 1927. RM 4.20

Der Harn sowie die übrigen Ausscheidungen und Körperflüssigkeiten von Mensch und Tier. Ihre Untersuchung und Zusammensetzung in normalem und pathologischem Zustande. Ein Handbuch für Ärzte, Chemiker und Pharmazeuten sowie zum Gebrauche an landwirtschaftlichen Versuchsstationen. Von Professor Dr. **Carl Neuberg,** Berlin. Unter Mitarbeit zahlreicher Fachgelehrter. Zwei Teile. Mit zahlreichen Textfig. u. Tabellen. XXXIX, 1823 Seiten. 1911. RM 58.—

[B] **Praktischer Leitfaden der qualitativen und quantitativen Harnanalyse** (nebst Analyse des Magensaftes) für Ärzte, Apotheker und Chemiker. Von Professor Dr. **S. Fränkel,** Wien. Dritte, umgearbeitete und erweiterte Auflage. Mit 6 Tafeln. VIII, 115 Seiten. 1919. Gebunden RM 4.—

[B] **Lehrbuch der Harnanalyse.** Von Professor Dr. **Ivar Bang,** Lund. Zweite, verbesserte und ergänzte Auflage, bearbeitet von Professor Dr. **F. v. Krüger,** Rostock. Mit 19 Abbildungen im Text. VIII, 146 Seiten. 1926. RM 8.70

Grundriß der klinischen Stuhluntersuchung. Zusammenfassende Darstellung der wichtigsten makroskopischen, mikroskopischen und chemischen Untersuchungsmethoden und ihrer diagnostischen Bedeutung. Von **A. Luger,** Privatdozent für innere Medizin, ord. Assistent der II. medizinischen Universitätsklinik in Wien. Unter Mitarbeit von **N. Kovács, E. Lauda, E. Preissecker.** Mit 41 Textabbildungen und 144 teils farbigen Abbildungen auf 24 Tafeln. X, 341 Seiten. 1928.
RM 36.—; gebunden RM 39.—

[B] *bezeichnet Werke des Verlages J. F. Bergmann, München.*

Verlag von Julius Springer/Berlin

Klinische Chemie. Von Prof. Dr. med. L. Lichtwitz, ärztlichem Direktor am Städtischen Krankenhaus zu Altona. Zweite Auflage. Mit 52 Abbildungen. VIII, 672 Seiten. 1930. RM 47.—; geb. RM 49.60

Praktikum der physiologischen Chemie. Von Peter Rona.
Erster Teil: **Fermentmethoden.** Mit 73 Textabbild. XII, 332 Seiten. 1926. RM 15.—
Zweiter Teil: **Blut. Harn.** Von Peter Rona und H. Kleinmann, Berlin. Mit 141 Textabbildungen. XIX, 764 Seiten. 1929. RM 39.60
Dritter Teil: **Stoffwechsel und Energiewechsel.** Von H. W. Knipping und Peter Rona, Berlin. Mit 107 Textabbildungen. VI, 268 Seiten. 1928. RM 15.—

[B] **Lehrbuch der physiologischen Chemie.** Von Olof Hammarsten, ehem. Professor der Medizinischen und Physiologischen Chemie an der Universität Upsala. Unter Mitwirkung von Prof. S. G. Hedin in Upsala, Prof. J. E. Johansson in Stockholm und Prof. T. Thunberg in Lund. Mit einer Spektraltafel. Elfte, völlig umgearbeitete Auflage. VIII, 836 Seiten. 1926. RM 29.40; geb. RM 32.40

Kurzes Lehrbuch der physiologischen Chemie. Von Dr. Paul Hári, o. ö. Professor der physiologischen und pathologischen Chemie an der Universität Budapest. Dritte, verbesserte und erweiterte Auflage. Mit 10 Textabbildungen. XII, 407 Seiten. 1928. RM 18.—; geb. RM 19.50

Handbuch der physiologisch- und pathologisch-chemischen Analyse für Ärzte und Studierende. Begründet von **Hoppe-Seyler.** Bearbeitet von P. Brigl-Tübingen, S. Edlbacher-Heidelberg, K. Felix-Heidelberg, R. E. Groß-Heidelberg, G. Hoppe-Seyler-Kiel, H. Steudel-Berlin, H. Thierfelder-Tübingen, K. Thomas-Leipzig, F. Wrede-Greifswald. Herausgegeben von Professor Dr. **H. Thierfelder,** Tübingen. Neunte Auflage. Mit 39 Abbildungen und 1 Spektraltafel. XVI, 1004 Seiten. 1924.
In Moleskin gebunden RM 69.—

[B] **Chemie der Enzyme.** In drei Teilen. Von Professor Dr. Hans v. Euler, Stockholm. Dritte Auflage.
Erster Teil: **Allgemeine Chemie der Enzyme.** Mit 50 Textfiguren und 1 Tafel. XI, 422 Seiten. 1925. RM 25.50; gebunden RM 28.—
Zweiter Teil: **Spezielle Chemie der Enzyme.**
1. Abschnitt: Die hydrolisierenden Enzyme der Ester, Kohlenhydrate und Glukoside. Bearbeitet von H. v. Euler, K. Josephson, K. Myrbäck und K. Sjöberg. Mit 65 Textabbildungen. X, 472 Seiten. 1928. RM 39.60
2. Abschnitt: Die hydrolisierenden Enzyme der Nucleinsäuren, Amide, Peptide und Proteine. Bearbeitet von H. v. Euler und K. Myrbäck. Mit 47 Textfiguren. IX, 313 Seiten. 1927. RM 24.—

[B] *bezeichnet Werke des Verlages J. F. Bergmann, München.*

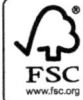

MIX
Papier aus verantwortungsvollen Quellen
Paper from responsible sources
FSC® C105338

If you have any concerns about our products,
you can contact us on
ProductSafety@springernature.com
In case Publisher is established outside the EU,
the EU authorized representative is:
**Springer Nature Customer Service Center GmbH
Europaplatz 3, 69115 Heidelberg, Germany**

Printed by Libri Plureos GmbH
in Hamburg, Germany